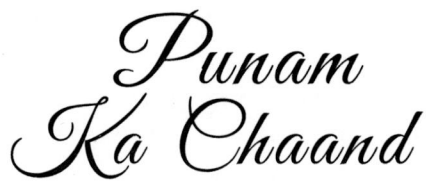

Advance Praise for the book

Poetry is like a river, it keeps flowing until it meets the depths of one's heart, until it casts a magic spell on the reader. This is one such book of poetry that left me spellbound. The best thing about *Punam Ka Chaand* is the poet's honesty.

Kiran Kapoor,
Kapoor Lamps

When you pick up a poetry book, you have just one thought in mind—if it is going to do justice to your expectations or not? While picking up *Punam ka Chaand*, I was intrigued by the name and cover at first, and after reading all the poems, I wanted to keep reading them again and again.

Sujoy Mukherjee,
Joy Mukherjee Productions

The writer's flight from Peacock Feather to *Punam Ka Chaand*, from prose to poetry is quite interesting and eventful. Sunil means 'blue'. Blue colour characterizes wisdom and faith, which are both reflected in his poetry. His poems possess the vastness of the sky and depth of the sea. He has stolen rainbow colours from the sky and pearls from the sea to use in his poetry. Keep using your 'kalam', Sunil.

Bhupinder Singh, Former Chairman,
State Trading Corporation

These poems are quite engrossing and well-worded. Sunil Kapoor deserves praise for his poetic skills and imagination. The portrayal of these poems are in a way soulful, magical and overpowering. This book is highly simple, sentimental and truthful.

Suresh Kumar Raheja,
Singer and Artist

This book is a great anthology of contemporary poetry. I was actually impressed by the quality of work. Sunil has literally whetted my appetite and then dished up several courses of delicious and nutritious poetry.

Raman Sehgal, S/o Padma Vibhushan,
Amar Nath Sehgal

Sunil Kapoor is a unique name in the world of poetry with new thoughts and a new perspective. In these heart-warming poems, he has mentioned 'Khuda Ka Noor' also and the life of a person. The poems, soaked in every colour of life, narrate the 61 stories, which are happy as well as sad. This book has the longing for a lover and the scenic beauty of Jannat-e-Kashmir. This compilation is written with the never-drying ink and has been penned straight from the heart.

Manmohan,
Editor, *Times of India*

Punam Ka Chaand

~ *Poems by* SUNIL KAPOOR ~

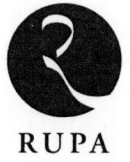

RUPA

Published by
Rupa Publications India Pvt. Ltd 2019
7/16, Ansari Road, Daryaganj
New Delhi 110002

Sales Centres:

Allahabad Bengaluru Chennai
Hyderabad Jaipur Kathmandu
Kolkata Mumbai

Copyright © Sunil Kapoor 2019
Illustrations by Prabhjyot Majithia

All rights reserved.
No part of this publication may be reproduced, transmitted,
or stored in a retrieval system, in any form or by any means,
electronic, mechanical, photocopying, recording or otherwise,
without the prior permission of the publisher.

ISBN: 978-93-5333-332-4

First impression 2019

10 9 8 7 6 5 4 3 2 1

The moral right of the author has been asserted.

This book is sold subject to the condition that it shall not,
by way of trade or otherwise, be lent, resold, hired out, or otherwise circulated,
without the publisher's prior consent, in any form of
binding or cover other than that in which it is published.

Contents

	Preface	ix
	प्रस्तावना	xiii
1.	Punam Ka Chaand	1
	पूनम का चाँद	3
2.	Nigaar	5
	निगार	7
3.	Aseem Pyaar	9
	असीम प्यार	11
4.	Guroor	13
	ग़रूर	15
5.	Deewana Dil	17
	दीवाना दिल	19
6.	Khuda Ka Noor	21
	ख़ुदा का नूर	23
7.	Aakhri Waqt	25
	आख़िरी वक़्त	27
8.	Rishte Naate	29
	रिश्ते नाते	31
9.	Chaand	33
	चाँद	35
10.	Hunnar	36
	हुनर	37
11.	Khuda Ki Rehmat	38
	ख़ुदा की रहमत	41
12.	Madham Si Barsaat Mein	43
	मद्धम सी बरसात में	46
13.	Parindon Ka Ghar	48
	परिंदों का घर	50
14.	Meetha Sa Ek Khwaab	51
	मीठा सा एक ख़्वाब	53

15.	Mujhe Ishq Hone Laga Hai	54
	मुझे इश्क़ होने लगा है	56
16.	Doshiza	58
	दोशिज़ा	60
17.	Kal Ko Kisne Dekha Hai	63
	कल को किसने देखा है	65
18.	Zindagi Ke Rang	67
	ज़िंदगी के रंग	69
19.	Waqt	71
	वक़्त	72
20.	Pyaar Ka Panchnama	73
	प्यार का पंचनामा	75
21.	Haal-Be-Haal	77
	हाल.बे-हाल	80
22.	Manzil	83
	मंज़िल	85
23.	Khamoshi	87
	ख़ामोशी	88
24.	Kasoor	89
	क़सूर	90
25.	Dard-E-Dil	91
	दर्द-ए-दिल	92
26.	Shahiidaane Hindustan	93
	शहीदाने हिंदुस्तान	95
27.	Dil Ka Haal	97
	दिल का हाल	99
28.	Bachpan Ke Din	101
	बचपन के दिन	102
29.	Maa	103
	माँ	106
30.	Diwali Mubarak	108
	दिवाली मुबारक	109

31. Shaan-E-Tiranga	111
शान-ए-तिरंगा	113
32. Khud-B-Khud	115
खुद-ब-खुद	116
33. Dil Ki Dhadkan	117
दिल की धड़कन	118
34. Mere Humnawaaz	119
मेरे हमनवाज़	121
35. Alvida Aye Dost	123
अलविदा ए दोस्त	125
36. Mumkin Na Samjha	127
मुमकिन ना समझा	129
37. Bewafa	130
बेवफ़ा	131
38. Khwahishein Naa Hui Khatam	132
ख्वाहिशें ना हुई खतम	133
39. Shikastt	135
शिकस्त	136
40. Tum Jo Mile	137
तुम जो मिले	139
41. Beete Hue Lamhe	140
बीते हुए लम्हें	141
42. Beimaani Tera Aasra	142
बेईमानी तेरा आसरा	144
43. Meherbani	145
मेहरबानी	147
44. Ruswainyaan	148
रुसवाइयाँ	149
45. Santaap	150
संताप	152
46. Tera Deedaar	153
तेरा दीदार	155

47. Shaahe Khuba	156
शाहे खूबा	157
48. Jannat-E-Kashmir	158
जन्नत-ए-कश्मीर	161
49. Atal Dhwaja Hari Safed Kesari	163
अटल ध्वजा हरी सफ़ेद केसरी	165
50. Beet Jaye Na Yeh Pal	167
बीत जाए ना ये पल	168
51. Pyaar Beshumaar Hai	169
प्यार बेशुमार है	172
52. Dougla Insaan	174
दोगला इनसान	175
53. Marg Darshan	176
मार्ग दर्शन	177
54. Shukraana	178
शुक्राना	179
55. Meethe Bol	180
मीठे बोल	181
56. Boond	182
बूँद	183
57. Mera Bharat Mahaan	184
मेरा भारत महान	186
58. Rajneeti	188
राजनीति	189
59. Stree	190
स्त्री	191
60. Zaroori Nahin	192
जरूरी नहीं	193
61. Nakaam Zindagi	194
नाकाम ज़िंदगी	195
Acknowledgements	197

Preface

It was a sultry summer of the 1930s. The only relief to the perspiring but patient crowd was a cool breeze from the river Ravi, flowing in a serpentine manner at the outskirts of Lahore. A gathering of around a thousand people was squatting on the park near Raja Ram Street, Anarkali Bazar. There was no sound, not even a mumble—a pin drop silence prevailed. The speechless, amazed audience was about to witness the latest invention of mankind, promoted vigorously by the Lumière Brothers of France—"a bioscope" later rechristened as "CinemaScope". At a signal given by the shopkeeper turned exhibitionist Mr R.L Kapoor, the camera rolled and it indeed rolled, showcasing a silent film *HARISHCHANDRA TARAMATI* to the mesmerised audience. They sat spellbound at the screening of a silent film.

Soon, the crowd started jeering and clapping in ecstasy. A smile emerged on the lips of one of the Kapoor Brothers, who, all muscled-up was assigned the task of controlling the handlebars of the huge (6x4 feet) film projector. The projector had been purchased for ₹5000/- by the Kapoor brothers from the Maharaja of a princely estate and had to be manually operated since Lahore got electricity in the year 1932 only. The crowd loved each moment of the film being screened on a loosely-bound white sheet. The Kapoors were jubilant. Their hard work and venture of exhibiting films were yielding excellent results. This was going to reach places and it literally did. Shortly, they were showcasing films in Amritsar, Jullunder, Peshawar, Jattan Jamaal Pur, Rawalpindi, Maler Kotla, Quetta etc. The audience was enthralled and thronged in large numbers to witness these remarkable shows in their respective cities.

Charges for the show were one dhela for front row and two kauris for the back row. The currency those days did have dhela and kauris. A phrase still used, "kauriyon ke bhav milla hai" (have purchased these for peanuts), continues unabated.

With the passage of time, the Kapoors became one of the pioneers of exhibiting films in the north western part of India. They had struck gold and soon started producing films at studios in Lahore, and after partition, in Bombay.

My father, Mr Shanker Kapoor, one of the six Kapoor brothers got involved in acting (with actors like Pran, Omprakash, Manorma, Yaqub, Shyam etc.) and script writing. He was an ardent fan of Mirza Ghalib, Faiz Ahmed Faiz and other poets. He was instrumental in writing scripts for films which were replete with sher-o-shairee and dramatic, emotional, high-pitched dialogues-a la Sohrab Modi style.

One of the films produced by the Kapoor brothers was Poonam Ka Chaand which released on 1 January 1967. The five theatres co-owned by the Kapoors at Nagpur,

Satara, Amraavati, Nandgaon, and Sholapur (Maharashtra) also lent support to the release of the films. The name of this book has been adopted from the same film which did reasonably well at the box office in 1967 and also the fact that my better half's name is "Punam" and she has been a pillar of strength for me through thick and thin.

When my father would render one couplet after another in chaste Urdu, in his inimitable style, it would weave its magic on the audience. His three sons—Nitin, Sudhir and I keenly observed the way he would narrate them.

It was no wonder that my father would receive acclaim from the audience when he would narrate couplets in Urdu used by his production house, M.R Films (P) Ltd.

Some of his favourite ones are as under:

"Zamaana Chahe Jitna Bhi Bar-Khilaaf Ho
Raasta Tum Wohi Chunoge Jo Seedha Aur Saaf Ho"

"Dekh Unhe Aa Jati Hai Jo Chehre Pe Rounak
Wo Samajhte Hain Beemaar Ka Haal Accha Hai"

Once, he had a quarrel with my mother Smt. Rajini Kapoor over watching a particular TV channel. My mother wanted to watch a TV serial while he was interested in watching an IPL cricket match. I was summoned as the arbitrator and for some reason, I took my mother's side. He immediately stated a couplet in Urdu:

"Socha Tha Qazi Se Shikwa Gila Karenge Kibla
Par Woh Kambakth Bhi Unka Chahne Wala Nikla"

My father, due to this reason, became popular with the Morning Walkers Association, Greater Kailash Part-II, New Delhi. He had come a long way from Lahore (1920, when he was born) to Delhi (2010, when he passed away).

Some of the poems mentioned in this book have been adopted from his verbosity and that is why they have a flair of Urdu in them.

Some of the poems/songs portrayed in this book (Mujhe Ishq Hone Laga Hai, Madham Si Barsaat) have been taken by film producers in their respective films such as Tiger Trail, Hope, etc. and have turned into Bollywood songs.

SUNIL KAPOOR

प्रस्तावना

सुनील कपूर को मैं कोई सात-आठ सालों से जानता हूं और एक संगीतकार होने के कारण मैं समझता हूं की प्रतिभा किसे कहते हैं। सुनील, सुरेश राहेजा जो कि एक उत्तम गायक हैं उनके मित्र हैं और दोनों ने साथ मिलकर सैकड़ों म्यूजिकल नाइट्स आयोजित की हैं।

कुछ ही समय में एक वरिष्ठ वकील एक कलाकार के रूप में उभरा है। सुनील कपूर उन चंद गिने चुने व्यक्तियों में हैं जो लेखक, गीतकार, गायक, कवि, एक्टर, पियानोवादक, स्क्रीन-प्ले लेखक और एक अच्छे इंसान हैं।

मैं इन दो जुड़वा भाइयों, सुनील और सुधीर से काफी प्रेरित हुआ हूं। दोनों ही मुझे और मेरे परिवार को सम्मान व प्यार देते है।

सुनील की यह पुस्तक, 'पूनम का चांद' एक संगठन है 61 कविताओं का। इन कविताओं से यह प्रतीत होता है कि शायद एक नया नाम आया है शायरी के आसमान पर। इसमे नई सोच ही नही बल्कि नया नज़रिया भी है। सुनील की शायरी में पूरा चांद तो है ही और कहीं कहीं अमावस की झलक भी है। इन कविताओं ने आमूमन ज़िंदगी के हर पहलू को छुआ है। कहीं परिंदो से तिनका-तिनका जोड़ कर आशियाना बनाने की सीख है तो कही खुदा के नूर की बात कही गई है। कहीं ये कवि अपनी पत्नि पूनम कपूर की खूबसबरती के पुल बांधता है तो कहीं इंसान के दोगलेपन की बात करता है।

मुझे कुछ कविताएं जैसे 'चांद', 'बूंद', 'मद्धम सी बरसात में', बेहद अच्छी लगीं। फिर यह भी काबिले-तारीफ बात है कि कहीं ये लिखते हैं कि मुझे इश्क होने लगा है और कहीं ये जन्नत-ए-कश्मीर पर अपनी जान निसार

करते हैं। यह कहीं कहीं मुझे कवि प्रदीप, इंदीवर, नीरज और आनंद बक्शी की याद दिलाते हैं।

अगर यह पुस्तक कुछ साल पहले प्रकाशित हुई होती तो कल्यानजी—आनंदजी ने इन पर कई गीत बना दिये होते।

जिसके लफ्ज़ों मे हमे अपना अक्स मिलता है बड़े समय बात ऐसा शख्स मिलता है।

मेरी यह दिली तमन्ना है कि यह प्रतिभाशाली व्यक्ति नई बुलंदियों का आगाज़ करे।

आनंद जी वीरजी शाह
संगीतकार, मुंबई

Punam Ka Chaand

Jheel Si Hon Aankhein Jaise
Gaisu Bikhre Hon Taisu Mein Aise
Gulab Ki Pankhuri Ho Jaise
Honth Tere Hain Lagte Aise
Madira Ka Ek Jaam Ho Jaise
Tu Punam Ka Chaand Hai Aise

Sehmi Si Sharmayee Hui Si
Noor-E-Jahaan Lagti Hai Tu
Chaand Sa Ik Chehra Liye
Har Libaas Mein Fabti Hai Tu
Ek Suhani Shaam Ho Jaise
Tu Punam Ka Chaand Hai Aise

Chanchal Hirni Si Chaal Hai Teri
Komal Kaya Kamaal Hai Teri
Saadgi Bemisaal Hai Teri
Khoobsurti Ki Ek Misaal Hai Teri
Ek Veena Ki Taan Ho Jaise
Tu Punam Ka Chaand Hai Aise

Surat Se Bhi Seerat Se Bhi
Teri Hai Har Baat Nirali
Kirano Ki Chamak Chehre Par
Kar De Tu Raatein Matwaali
Sur Sangam Ki Shaan Ho Jaise
Tu Punam Ka Chaand Hai Aise

Itrr Ki Mehak Saanson Mein Torri
Jaise Ho Resham Ki Dorri
Lehron Si Balkhai Hui Si
Lagti Hai Jannat Ki Gorri

Har Mehfil Ki Jaan Ho Jaise
Tu Punam Ka Chaand Hai Aise
Tu Punam Ka Chaand Hai Aise

पूनम का चाँद

झील सी हों आँखें जैसे
गेसू बिखरे हों टेसू में ऐसे
गुलाब की पंखुड़ी हो जैसे
होंठ तेरे हैं लगते ऐसे
मदिरा का एक जाम हो जैसे
तू पूनम का चाँद है ऐसे

सहमी सी शरमाई हुई सी
नूर-ए-जहाँ लगती है तू
चाँद सा इक चेहरा लिए
हर लिबास में फबती है तू
एक सुहानी शाम हो जैसे
तू पूनम का चाँद है ऐसे

चंचल हिरनी सी चाल है तेरी
कोमल काया कमाल है तेरी
सादगी बेमिसाल है तेरी
खूबसूरती की एक मिसाल है तेरी
एक वीणा की तान हो जैसे
तू पूनम का चाँद है ऐसे

सूरत से भी सीरत से भी
तेरी है हर बात निराली
किरणों की चमक चेहरे पर
कर दे तू रातें मतवाली
सुर संगम की शान हो जैसे
तू पूनम का चाँद है ऐसे

इत्र की महक साँसों में तोरी
जैसे हो रेशम की डोरी
लहरों सी बलखाई हुई सी
लगती है जन्नत की गोरी

हर महफिल की जान हो जैसे
तू पूनम का चाँद है ऐसे
तू पूनम का चाँद है ऐसे।

Nigaar

Aayein Woh Ghar Mere
Kaise Ehtram Karoon
Kahan Se Aagaaz Karoon
Kahan Pe Anjaam Karoon

Uss Aaraish Ke Aane Se
Mausam Kuch Aise Badal Gaya
Abrr Aasmaan Mein Chha Gaye
Yeh Nazuq Dil Machal Gaya
Murjhaye Phoolon Ko Ab
Kaise Bagbaan Karoon
Kahan Se Aagaaz Karoon
Kahan Pe Anjaam Karoon

Nazrein Jab Unse Mili
Ek Aas Adhuri Mitt Gayi
Uss Haseen Pal Mein
Ek Dastaan Simatt Gayi
Uss Ek Gulbadan Chehre Ko
Kaise Main Salaam Karoon
Kahan Se Aagaaz Karoon
Kahan Pe Anjaam Karoon

Mujhe Koi Gumaan Na Tha
Yun Hi Mil Jayegi Woh
Jaise Balkhaye Leher
Aise Lehraiyegi Woh

Dil Ke Uss Aalam Ka
Kaise Main Bayaan Karoon
Kahan Se Aagaaz Karoon
Kahan Pe Anjaam Karoon

Aayein Woh Ghar Par Mere
Kaise Ehtram Karoon
Kahan Se Aagaaz Karoon
Kahan Pe Anjaam Karoon

निगार

आए वो घर मेरे
कैसे एहतराम करूँ
कहाँ से आगाज़ करूँ
कहाँ पे अंजाम करूँ

उस आराइश के आने से
मौसम कुछ ऐसे बदल गया
अब्र आसमान में छा गए
ये नाज़ुक दिल मचल गया
मुरझाए फूलों को अब
कैसे बाग़बान करूँ
कहाँ से आगाज़ करूँ
कहाँ पे अंजाम करूँ

नजरें जब उनसे मिलीं
एक आस अधूरी मिट गई
उस हसीन पल में
एक दास्तान सिमट गई
उस एक गुलबदन चेहरे को
कैसे मैं सलाम करूँ
कहाँ से आगाज़ करूँ
कहाँ पे अंजाम करूँ

मुझे कोई गुमान ना था
यूँ ही मिल जाएगी वो
जैसे बलखाए लहर
ऐसे लहराएगी वो

दिल के उस आलम का
कैसे मैं बयान करूँ
कहाँ से आगाज़ करूँ
कहाँ पे अंजाम करूँ

आए वो घर पर मेरे
कैसे एहतराम करूँ
कहाँ से आगाज़ करूँ
कहाँ पे अंजाम करूँ।

Aseem Pyaar

Kal Na Hum Honge Yahan
Na Koi Hoga Shikwa Gila
Deewar Par Hogi Ek Tasveer
Aur Hoga Yaadon Ka Silsila

Zindagi Ke Safar Mein
Kuch Kaam Adhoore Reh Gaye
Kuch Hasratein Baki Rahin
Kuch Zillatein Yun Hi Seh Gaye
Natmastak Unke Samaksh Hoon
Jo Bas Tasveer Mein Reh Gaye
Waqt Guzaar Saka Na Main
Ashkon Se Aansoo Beh Gaye

Zindagi De Ke Thoda Sa Sukh
Jaane Kyun Sukh Kheech Leti Hai
Phir Kyun Kar Ke Behad Dukhi
Apni Aankhein Meech Leti Hai

Ab Bache Hue Lamho Ko Main
Kyun Na Khushi Mein Guzaar Doon
Ab Na Kisi Ko Sataaoon Main
Sabko Aseem Pyaar Doon

Kal Na Hum Honge Yahan
Na Koi Hoga Shikwa Gila
Deewar Par Hogi Ek Tasveer

Aur Hoga Yaadon Ka Silsila
Ab Zindagi Ki Shaam Yeh
Kyun Naa Apni Nikhaar Loon
Sabko Aseem Pyaar Doon

Sabko Aseem Pyaar Doon

असीम प्यार

कल ना हम होंगे यहाँ
ना कोई होगा शिकवा गिला
दीवार पर होगी एक तसवीर
और होगा यादों का सिलसिला

ज़िंदगी के सफ़र में
कुछ काम अधूरे रह गए
कुछ हसरतें बाक़ी रहीं
कुछ ज़िल्लतें यूँ ही सह गए
नतमस्तक उनके समक्ष हूँ
जो बस तसवीर में रह गए
वक़्त गुज़ार सका ना मैं
अश्कों से आँसू बह गए

ज़िंदगी दे के थोड़ा सा सुख
जाने क्यूँ सुख खींच लेती है
फिर क्यूँ कर के बेहद दुखी
अपनी आँखें मींच लेती है

अब बचे हुए लम्हों को मैं
क्यूँ ना खुशी में गुज़ार दूँ
अब ना किसी को सताऊँ मैं
सबको असीम प्यार दूँ

कल ना हम होंगे यहाँ
ना कोई होगा शिकवा गिला
दीवार पर होगी एक तसवीर

और होगा यादों का सिलसिला
अब ज़िंदगी की शाम यह
क्यूँ ना अपनी निखार लूँ
सबको असीम प्यार दूँ

सबको असीम प्यार दूँ।

Guroor

Sooraj Ne Muskura Kar Mujhse Ek Subah Yeh Kaha—

"Kirne Bikheir Kar Main Zindagi Hoon Sawarta
Andhkaar Ko Mitta Mera Ujala Sabko Nikharta
Par Shaam Hote Hi Main Doob Jayunga Zaroor
Apne Tejasve Ka Phir Kyun Karoon Guroor
Apne Tejasve Ka Phir Kyun Karoon Guroor"

Barff Ne Muskura Kar Mujhse Ek Dopahar Yeh Kaha—

"Tapte Registaan Mein Pyaas Hoon Main Bujhati
Har Sharbat Ko Thandak Se Main Hi Hoon Sajati
Par Mera Ateet Aur Bhavishya Dono Hain Paani
Aur Niyati Ka Bhi Yahi Hai Dastoor
Toh Sard Ka Apni Main Kyun Karoon Guroor
Toh Sard Ka Apni Main Kyun Karoon Guroor"

Chaand Ne Muskura Kar Ek Shaam Yeh Kaha—

"Chaandni Meri Sabko Beshaq Hai Aksar Bhaati
Khoobsurti Ki Misaalein Meri Hi Di Jaati
Par Jism Par Mere Bhi Ek Daag Hai Huzoor
Toh Apni Chaandni Par Main Kyun Karoon Guroor
Toh Apni Chaandni Par Main Kyun Karoon Guroor"

Sunn Kar Yeh Sab Ek Insaa Ne Ek Raat Yeh Kaha—

"Soch Aur Taqat Se Sooraj Ki Garmi Ko Kar Loon Kabu
Chaand Par Kadam Hai Rakha Ab Chale Na Uska Jaadu
Par Sikander Khaali Haath Aaya Khali Hi Gaya Woh Mugroor
Toh Taqat Par Apni Main Kyun Karoon Guroor
Toh Taqat Par Apni Main Kyun Karoon Guroor"

ग़रूर

सूरज ने मुस्कुरा कर मुझसे एक सुबह ये कहा–

"किरणें बिखेर कर मैं ज़िंदगी हूँ सँवारता
अंधकार को मिटा मेरा उजाला सबको निखारता
पर शाम होते ही मैं डूब जाऊँगा ज़रूर
अपने तेजस्व का फिर क्यूँ करूँ ग़रूर
अपने तेजस्व का फिर क्यूँ करूँ ग़रूर।"

बर्फ़ ने मुस्कुरा कर मुझसे एक दोपहर ये कहा–

"तपते रेगिस्तान में प्यास हूँ मैं बुझाती
हर शरबत को ठंडक से मैं ही हूँ सजाती
पर मेरा अतीत और भविष्य दोनों हैं पानी
और नियति का भी यही है दस्तूर
तो सर्द का अपनी मैं क्यूँ करूँ ग़रूर
तो सर्द का अपनी मैं क्यूँ करूँ ग़रूर।"

चाँद ने मुस्कुरा कर एक शाम ये कहा–

"चाँदनी मेरी सबको बेशक है अकसर भाती
खूबसूरती की मिसालें मेरी ही दी जाती
पर जिस्म पर मेरे भी एक दाग़ है हुज़ूर
तो अपनी चाँदनी पर मैं क्यूँ करूँ ग़रूर
तो अपनी चाँदनी पर मैं क्यूँ करूँ ग़रूर।"

सुन कर ये सब एक इंसां ने एक रात ये कहा–

"सोच और ताक़त से सूरज की गरमी को कर लूँ काबू
चाँद पर कदम है रखा अब चले ना उसका जादू
पर सिकंदर खाली हाथ आया खाली ही गया वो मग़रूर
तो ताक़त पर अपनी मैं क्यूँ करूँ ग़रूर
तो ताक़त पर अपनी मैं क्यूँ करूँ ग़रूर।"

Deewana Dil

Tumse Deewane Dil Ko Mile
Ek Zamaana Ho Gaya
Sagar Ki Lehre Thamm Gayi
Ek Chaand Purana Ho Gaya

Uss Waqt Tumhari Aankhon Mein
Ek Pyaar Ka Iqraar Tha
Uss Waqt Tumhare Chere Par
Bas Mera Hi Khumaar Tha
Phir Kya Phasana Ho Gaya
Main Kyun Begana Ho Gaya
Tumse Deewane Dil Ko Mile
Ek Zamaana Ho Gaya

Woh Din Kitna Bairang Tha
Jab Door Main Tumse Gaya
Nazron Se Ojhal Tum Jo Hue
Main Jaane Kahan Kho Gaya
Kab Tumhari Yaad Mein
Palke Moonde Main So Gaya
Tumse Deewane Dil Ko Mile
Ek Zamaana Ho Gaya

Tumne Diya Tha Dil Apna
Tumne Diya Hai Dard Bhi
Tumse Mile Hain Lakhon Zakhm
Tumse Mila Hai Zard Bhi

Fizayein Gumgeen Ho Gayeen
Yeh Dil Begana Ho Gaya
Tumse Deewane Dil Ko Mile
Ek Zamaana Ho Gaya
Sagar Ki Lehre Thamm Gayi
Ek Chaand Purana Ho Gaya

दीवाना दिल

तुमसे दीवाने दिल को मिले
एक ज़माना हो गया
सागर की लहरें थम गईं
एक चाँद पुराना हो गया

उस वक़्त तुम्हारी आँखों में
एक प्यार का इक़रार था
उस वक़्त तुम्हारे चेहरे पर
बस मेरा ही ख़ुमार था
फिर क्या फ़साना हो गया
मैं क्यूँ बेगाना हो गया
तुमसे दीवाने दिल को मिले
एक ज़माना हो गया

वो दिन कितना बेरंग था
जब दूर मैं तुमसे गया
नज़रों से ओझल तुम जो हुए
मैं जाने कहाँ खो गया
कब तुम्हारी याद में
पलकें मूँदें मैं सो गया
तुमसे दीवाने दिल को मिले
एक ज़माना हो गया

तुमने दिया था दिल अपना
तुमने दिया है दर्द भी
तुमसे मिले हैं लाखों ज़ख़्म
तुमसे मिला है ज़र्द भी

फ़िज़ाएँ ग़मगीन हो गईं
ये दिल बेगाना हो गया
तुमसे दीवाने दिल को मिले
एक ज़माना हो गया
सागर की लहरें थम गईं
एक चाँद पुराना हो गया।

Khuda Ka Noor

Fitoor Har Umrr Ka Kiya Maine Ba Khuda
Kabhi Nain Ladaye Askaam Se
Kabhi Sharab Se Main Humkalaam Hua

Gumaan Itna Ki Hawa Se Keh Baitha
Tu Apne Ko Aazman Kar Dikha
Kitne Chirag Bujhati Hai Tu
Ek Chirag Jala Kar Toh Dikha

Meri Chahat Ke Theh Raaz Alag
Meri Zubaan Ke Theh Alfaaz Alag
Armaan Yeh Choo Loon Aasmaan Ko
Mere Theh Har Andaaz Alag

Har Cheez Ka Kharidaar Tha Main
Khushiyon Ka Talabgaar Tha Main
Har Shakhs Ko Neech Samajhta Tha
Har Be-Adabi Ka Kirdaar Tha Main

Azim-O-Akbar Maana Khud Ko
Adbhut Aur Bas Nirala Tha
Shringaar Rass Mein Dooba Hua
Gumgashta Ka Matwala Tha

Par Jab Thokar Zamaane Ne Di
Na Jaane Woh Dost Kidhar Gaye

Guroor Chillata Reh Gaya
Khazane Saare Bikhar Gaye
Tab Samjha Kahan Hai Zameen
Aur Kahan Hai Aasmaan
Tab Samjha Ilmo-Adab Hai Kya
Aur Kaisa Hai Bemuravat Jahan

Duaon Ke Rang Nahin Hote
Par Woh Rang Le Aati Hain
Jab Bhi Dua Karta Hoon Main
Zindagi Meri Nikhar Jaati Hai

Ibaadat Ne Yeh Raaz Mujhe Sikhaya
Pyaar Aur Shauhrate Khazana Tab Payega
Jab Niklega Guroor Tere Dil Se
Bas Tabhi Khuda Ka Noor Aayega
Bas Tabhi Khuda Ka Noor Aayega

ख़ुदा का नूर

फ़ितूर हर उम्र का किया मैंने बा ख़ुदा
कभी नैन लड़ाए असकाम से
कभी शराब से मैं हमकलाम हुआ

गुमान इतना कि हवा से कह बैठा
तू अपने को आज़मा कर दिखा
कितने चिराग़ बुझाती है तू
एक चिराग़ जला कर तो दिखा

मेरी चाहत के थे राज़ अलग
मेरी जुबान के थे अल्फाज़ अलग
अरमान ये छू लूँ आसमान को
मेरे थे हर अंदाज़ अलग

हर चीज़ का ख़रीदार था मैं
खुशियों का तलबगार था मैं
हर शख़्स को नीच समझता था
हर बे-अदबी का किरदार था मैं

अज़ीम-ओ-अकबर माना ख़ुद को
अद्भुत और बस निराला था
श्रृंगार रस में डूबा हुआ
ग़मगश्त का मतवाला था

पर जब ठोकर ज़माने ने दी
ना जाने वो दोस्त किधर गए

ग़रूर चिल्लाता रह गया
ख़ज़ाने सारे बिखर गए
तब समझा कहाँ है ज़मीन
और कहाँ है आसमान
तब समझा इल्मो-अदब है क्या
और कैसा है बेमुरव्वत जहाँ

दुआओं के रंग नहीं होते
पर वो रंग ले आती हैं
जब भी दुआ करता हूँ मैं
ज़िंदगी मेरी निखर जाती है

इबादत ने यह राज़ मुझे सिखाया
प्यार और शोहरतें ख़ज़ाना तब पाएगा
जब निकलेगा ग़रूर तेरे दिल से
बस तभी ख़ुदा का नूर आएगा
बस तभी ख़ुदा का नूर आएगा।

Aakhri Waqt

Jab Saanso Ko Tham Jana Tha
Phir Kya Khona Kya Paana Tha

Khiza Ke Phoolon Par Bahaar Ne Ab Na Aana Tha
Jab Saanso Ko Tham Jana Tha
Phir Kya Khona Kya Paana Tha

Kayeen Uljhano Ko Suljhana Tha
Kayeen Karzon Ko Chukana Tha
Jo Zakhm Tum Mujhko De Gaye
Unn Zakhmo Ko Mitana Tha
Jab Saanso Ko Tham Jana Tha
Phir Kya Khona Kya Paana Tha

Hawaon Ko Rukk Jaana Tha
Patjhad Ko Bas Yun Hi Aana Tha
Gamgeen Fizayon Ka Na Ab Koi Thikana Tha
Manzar Ko Benoor Ho Jaana Tha
Jab Saanso Ko Tham Jana Tha
Phir Kya Khona Kya Paana Tha

Bas Aakhri Hai Waqt Mera
Bas Aakhri Hai Yeh Armaan
Ek Baar Deedaar Tumhara Kar Loon
Tab Beshaq Nikal Jaaye Yeh Jaan

Ek Tees Umarti Reh Gayi
Sukoon Ab Na Mil Paana Tha
Jab Saanso Ko Tham Jana Tha
Phir Kya Khona Kya Paana Tha

Khiza Ke Phoolon Par Bahaar Ne Ab Na Aana Tha
Jab Saanso Ko Tham Jana Tha
Phir Kya Khona Kya Paana Tha

आख़िरी वक़्त

जब साँसों को थम जाना था
फिर क्या खोना क्या पाना था

ख़िज़ां के फूलों पर बहार ने अब ना आना था
जब साँसों को थम जाना था
फिर क्या खोना क्या पाना था

कई उलझनों को सुलझाना था
कई क़र्ज़ों को चुकाना था
जो ज़ख़्म तुम मुझको दे गए
उन ज़ख़्मों को मिटाना था
जब साँसों को थम जाना था
फिर क्या खोना क्या पाना था

हवाओं को रुक जाना था
पतझड़ को बस यूँ ही आना था
ग़मगीन फ़िज़ाओं का ना अब कोई ठिकाना था
मंज़र को बेनूर हो जाना था
जब साँसों को थम जाना था
फिर क्या खोना क्या पाना था

बस आख़िरी है वक़्त मेरा
बस आख़िरी है ये अरमान
एक बार दीदार तुम्हारा कर लूँ
तब बेशक निकल जाए ये जान

एक टीस उमड़ती रह गई
सुकून अब ना मिल पाना था
जब साँसों को थम जाना था
फिर क्या खोना क्या पाना था

ख़िज़ां के फूलों पर बहार ने अब ना आना था
जब साँसों को थम जाना था
फिर क्या खोना क्या पाना था।

Rishte Naate

Jeb Mein Zara Suraakh Kya Hua
Sikkon Se Zyada Rishte Gir Gaye
Karkhana Khaak Kya Hua
Hum Sab Ki Nazron Se Phir Gaye

Jo Jalte Theh Humare Liye
Bujh Gaye Woh Saare Diye
Kuch Saajish Andheron Ne Ki
Kuch Ujalon Ne Dhokhe Diye
Jeb Mein Zara Suraakh Kya Hua
Sikkon Se Zyada Rishte Gir Gaye

Do Lafz Pyaar Ke Woh
Agarche Yun Hi Keh Jaate
Kasam Khuda Ki Saare Zakhm
Bas Hum Yun Hi Seh Jaate
Naa Jaane Kyun Hum
Gumm'e Kaaton Mein Pir Gaye
Jeb Mein Zara Suraakh Kya Hua
Sikkon Se Zyada Rishte Gir Gaye

Ab Yeh Na Pucho Ki Hue Kaise Barbaad
Yeh Ek Lambi Kahaani Hai Janaab
Hum Gairon Se Nahi Haare Hain
Yeh Toh Apno Ki Meherbaani Hai Janaab

Karkhana Khaak Kya Hua
Hum Sabki Nazron Se Phir Gaye
Jeb Mein Zara Suraakh Kya Hua
Sikkon Se Zyada Rishte Gir Gaye

रिश्ते नाते

जेब में ज़रा सुराख क्या हुआ
सिक्कों से ज़्यादा रिश्ते गिर गए
कारखाना ख़ाक क्या हुआ
हम सब की नज़रों से फिर गए

जो जलते थे हमारे लिए
बुझ गए वो सारे दिए
कुछ साजिश अँधेरों ने की
कुछ उजालों ने धोखे दिए
जेब में ज़रा सुराख क्या हुआ
सिक्कों से ज़्यादा रिश्ते गिर गए

दो लफ़्ज़ प्यार के वो
अगरचे यूँ ही कह जाते
कसम खुदा की सारे ज़ख़्म
बस यूँ ही सह जाते
ना जाने क्यूँ हम
ग़म-ए-काँटों में फिर गए
जेब में ज़रा सुराख क्या हुआ
सिक्कों से ज़्यादा रिश्ते गिर गए

अब ये ना पूछो कि हुए कैसे बरबाद
ये एक लंबी कहानी है जनाब
हम ग़ैरों से नहीं हारे हैं
ये तो अपनों की मेहरबानी है जनाब

कारखाना ख़ाक क्या हुआ
हम सबकी नज़रों से फिर गए
जेब में ज़रा सुराख क्या हुआ
सिक्कों से ज़्यादा रिश्ते गिर गए।

Chaand

Aaj Pooch Baitha Chaand Se
Mazhab Hai Kya Tera
Eid Bhi Teri Den Hai
Aur Karva Chauth Bhi Tera

Chaand Ne Muskura Kar
Mujhse Yeh Kaha
Chaandni Hai Meri Sabke Liye
Mazhab Se Mujhko Kya

Dekh Mujhe Sab Humnawazon Ki
Mukammal Deed Hui
Ab Tum Hi Batao
Kiska Karwa Chauth
Aur Kiski Eid Hui

Mazhab Bana Diye Insaa Ne
Apne Khudgarz Guroor Mein
Aur Kho Diya Apna Wajood
Bas Apne Issi Fitoor Mein

Aaj Pooch Baitha Chaand Se
Mazhab Hai Kya Tera
Eid Bhi Teri Den Hai
Aur Karva Chauth Bhi Tera

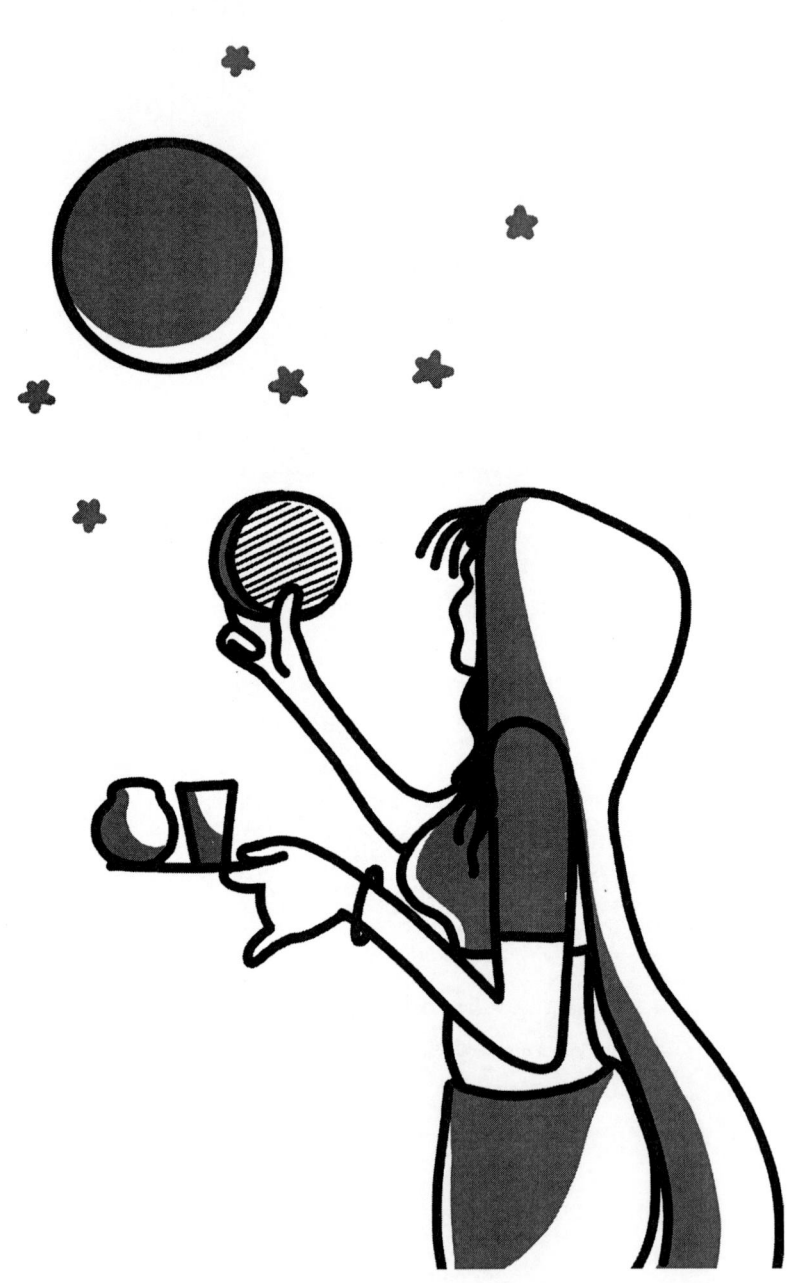

चाँद

आज पूछ बैठा चाँद से
मज़हब है क्या तेरा
ईद भी तेरी देन है
और करवा चौथ भी तेरा

चाँद ने मुस्कुरा कर
मुझसे ये कहा
चाँदनी है मेरी सबके लिए
मज़हब से मुझको क्या

देख मुझे सब हमनवाज़ों की
मुक्कमल दीद हुई
अब तुम ही बताओ
किसका करवा चौथ
और किसकी ईद हुई

मज़हब बना दिए इंसां ने
अपने खुदगर्ज़ ग़रूर में
और खो दिया अपना वजूद
बस अपने इसी फ़ितूर में

आज पूछ बैठा चाँद से
मज़हब है क्या तेरा
ईद भी तेरी देन है
और करवा चौथ भी तेरा।

Hunnar

Zindagi Mein Yeh Hunnar Bhi Aazmana Chahiye
Jung Agar Apno Se Ho Toh Haar Jaana Chahiye
Jeet Se Bhi Aur Zaroori Hai Kuch Iss Sansaar Mein
Aisi Haar Ka Bhi Ek Jashn Manana Chahiye
Zindagi Mein Yeh Hunnar Bhi Aazmana Chahiye

Hunnar Aisa Ho Ki Kisi Ka Gumm Daaman Mein Simatt Jaye
Hunnar Aisa Ho Ki Kisi Baichain Dil Ko Karar Aaye
Sabab Tujhko Bhi Milega Yeh Jaan Jaana Chahiye
Zindagi Mein Yeh Hunnar Bhi Aazmana Chahiye

Hunnar Aisa Ho Jo Ujde Chaman Mein Gul Ko Khilade
Hunnar Aisa Ho Jo Bhule Bhatke Ko Raah Dikhade
Yaad Kare Duniya Saari Hunnar Aisa Dikhana Chahiye
Zindagi Mein Yeh Hunnar Bhi Aazmana Chahiye
Jung Agar Apno Se Ho Toh Haar Jaana Chahiye

Hunnar Aisa Ho Jo Har Mushqil Ko Yun Hi Hara De
Hunnar Aisa Ho Jo Maayus Ko Bhi Muskura De
Ilaaj'e Dard-e-Dil Ka Maseeha Ban Jaana Chahiye
Zindagi Mein Yeh Hunnar Bhi Aazmana Chahiye
Jung Agar Apno Se Ho Toh Haar Jana Chahiye

हुनर

ज़िंदगी में ये हुनर भी आज़माना चाहिए
जंग अगर अपनों से हो तो हार जाना चाहिए
जीत से भी और ज़रूरी है कुछ इस संसार में
ऐसी हार का भी एक जश्न मनाना चाहिए
ज़िंदगी में ये हुनर भी आज़माना चाहिए

हुनर ऐसा हो कि किसी का ग़म दामन में सिमट जाए
हुनर ऐसा हो कि किसी बेचैन दिल को करार आए
सबब तुझको भी मिलेगा ये जान जाना चाहिए
ज़िंदगी में ये हुनर भी आज़माना चाहिए

हुनर ऐसा हो जो उजड़े चमन में गुल को खिला दे
हुनर ऐसा हो जो भूले भटके को राह दिखा दे
याद करे दुनिया सारी हुनर ऐसा दिखाना चाहिए
ज़िंदगी में ये हुनर भी आज़माना चाहिए
जंग अगर अपनों से हो तो हार जाना चाहिए

हुनर ऐसा हो जो हर मुश्किल को यूँ ही हरा दे
हुनर ऐसा हो जो मायूस को भी मुस्कुरा दे
इलाज-ए दर्द-ए-दिल का मसीहा बन जाना चाहिए
जिंदगी में ये हुनर भी आज़माना चाहिए
जंग अगर अपनों से हो तो हार जाना चाहिए।

Khuda Ki Rehmat

Naa Main Gira - Naa Mere Mukaddas Minar Gire
Par Mujhe Girane Ki Koshish Mein Kuch Log Kayi Baar Gire

Jo Nishana Saddhe Khade Theh
Woh Khud Nishana Ban Gaye
Jo Nigaahein Gaade Pade Theh
Woh Khud Pareshaani Mein Sann Gaye
Jo Khatm Karne Ki Firaq Mein Theh
Unka Inteqaal Ho Gaya
Jo Raeeszade Bante Theh
Unka Haal Behaal Ho Gaya

Naa Main Gira - Naa Mere Mukaddas Minar Gire
Par Mujhe Girane Ki Koshish Mein Kuch Log Kayi Baar Gire

Jo Jee Bhar Ke Fajjeete Kaste Theh
Naa Jaane Kahan So Gaye
Jo Deede Phaare Haste Theh
Naa Jaane Kahan Kho Gaye

Khuda Ki Rehmat Thi Mujh Par
Napak Logon Se Bachata Woh Raha
Karam Imaan Se Main Karta Raha
Mehnat Ka Phal Dilata Woh Raha
Khuda Ki Rehmat Se Main Aage Hi Badhta Raha

Dushman Peeche Reh Gaye
Main Naye Manzar Garta Raha

Na Main Gira – Na Mere Mukaddas Minar Gire
Par Mujhe Girane Ki Koshish Mein Kuch Log Kayi Baar Gire

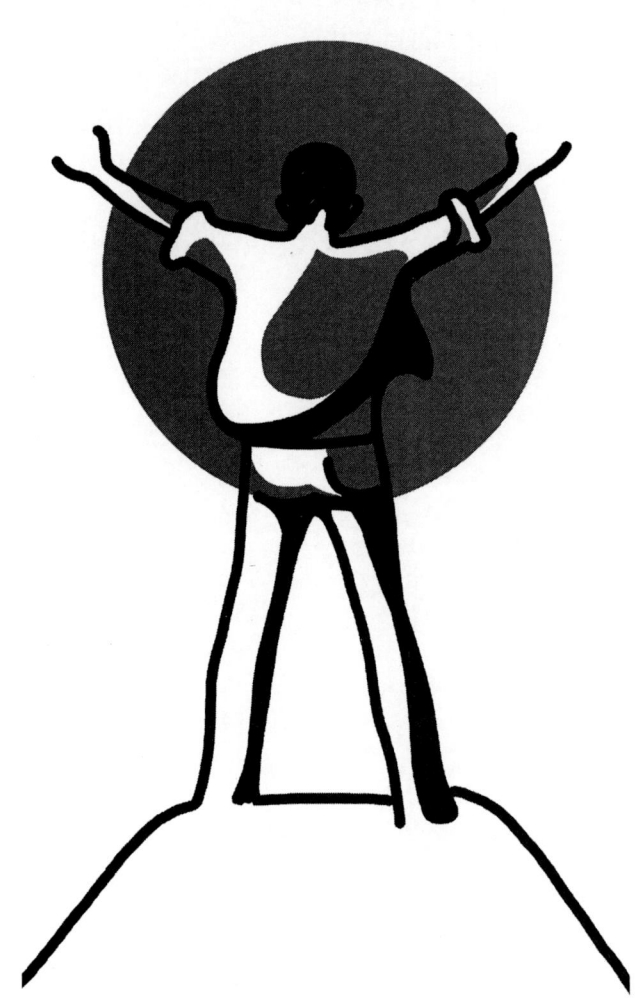

ख़ुदा की रहमत

ना मैं गिरा - ना मेरे मुक़द्दस मीनार गिरे
पर मुझे गिराने की कोशिश में कुछ लोग कई बार गिरे

जो निशाना साधे खड़े थे
वो ख़ुद निशाना बन गए
जो निगाहें गाड़े पड़े थे
वो ख़ुद परेशानी में सन गए
जो ख़तम करने की फ़िराक़ में थे
उनका इंतक़ाल हो गया
जो रईसज़ादे बनते थे
उनका हाल बेहाल हो गया

ना मैं गिरा - ना मेरे मुक़द्दस मीनार गिरे
पर मुझे गिराने की कोशिश में कुछ लोग कई बार गिरे

जो जी भर के फ़ज़ीते कसते थे
ना जाने कहाँ सो गए
जो दीदे फाड़े हँसते थे
ना जाने कहाँ खो गए

ख़ुदा की रहमत थी मुझ पर
नापाक़ लोगों से बचाता वो रहा
करम ईमान से मैं करता रहा
मेहनत का फल वो दिलाता रहा
ख़ुदा की रहमत से मैं आगे ही बढ़ता रहा

दुश्मन पीछे रह गए
मैं नए मंज़र गढ़ता रहा

ना मैं गिरा – ना मेरे मुक़द्दस मीनार गिरे
पर मुझे गिराने की कोशिश में कुछ लोग कई बार गिरे।

Madham Si Barsaat Mein

Teri Jhuki Palkon Ka Jaadu
Iss Raqeeb Pe Chal Gaya
Baichaini Badhti Gayi
Dil Mera Macchal Gaya

Sapno Ki Baraat Liye
Jaane Kab Main Kho Gaya
Uss Madham Si Barsaat Mein
Deedaar Jo Tera Ho Gaya
Saanse Falaq Pe Thamm Gayi
Lagta Hai Pyaar Ho Gaya

Rukti Badhti Dil Ki Dhadkan
Keh Jaati Hai Kitne Afsaane
Dil Ke Sagar Hain Kitne Gehre
Yeh Dil Hi Samjhe Dil Hi Jaane
Madhosh Nigaahon Mein
Jaane Kab Main Kho Gaya
Uss Madham Si Barsaat Mein
Deedaar Jo Tera Ho Gaya
Saanse Falaq Pe Thamm Gayi
Lagta Hai Pyaar Ho Gaya

Mere Ho Jao Oh Jaan-E-Jaana
Tumko Dil Ka Hai Raaz Sunana
Ik Hi Jhalak Mein Gaa Utha Yeh Mann
Tum Par Yeh Dil Hai Aashiqana

Chahat Mein Sanam Teri
Jaane Kab Main Kho Gaya

Uss Madham Si Barsaat Mein
Deedaar Jo Tera Ho Gaya
Saanse Falaq Pe Thamm Gayi
Lagta Hai Pyaar Ho Gaya

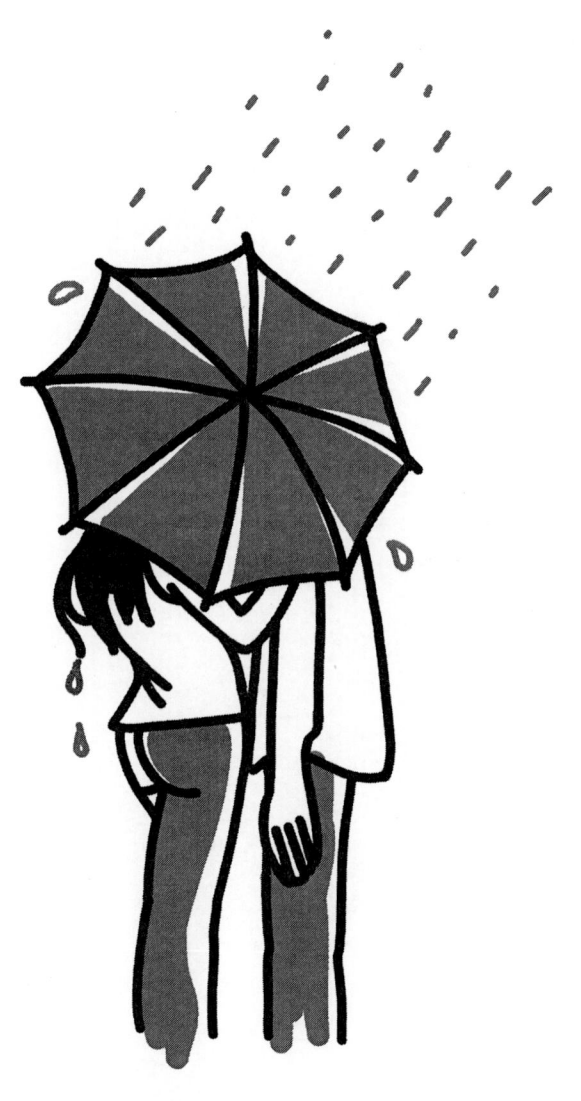

मद्धम सी बरसात में

तेरी झुकी पलकों का जादू
इस रक़ीब पे चल गया
बेचैनी बढ़ती गई
दिल मेरा मचल गया

सपनों की बरात लिए
जाने कब मैं खो गया
उस मद्धम सी बरसात में
दीदार जो तेरा हो गया
साँसें फलक पे थम गईं
लगता है प्यार हो गया

रुकती बढ़ती दिल की धड़कन
कह जाती है कितने अफ़साने
दिल के सागर हैं कितने गहरे
ये दिल ही समझे दिल ही जाने
मदहोश निगाहों में
जाने कब मैं खो गया
उस मद्धम सी बरसात में
दीदार जो तेरा हो गया
साँसें फलक पे थम गईं
लगता है प्यार हो गया

मेरे हो जाओ ओ जान-ए-जाना
तुमको दिल का है राज़ सुनाना
इक ही झलक में गा उठा ये मन
तुम पर ये दिल है आशिक़ाना

चाहत में सनम तेरी
जाने कब मैं खो गया

उस मद्धम सी बरसात में
दीदार जो तेरा हो गया
साँसें फलक पे थम गईं
लगता है प्यार हो गया।

Parindon Ka Ghar

Parinde Apna Ghar Bana Kar
Humko Yeh Falsafa Sikhate Hain
Ke Kaise Tinka-Tinka Jod Kar
Aashiane Ban Jaate Hain
Parinde Apna Ghar Bana Kar
Humko Yeh Falsafa Sikhate Hain

Parindo Ka Hamesha Saath Rehna
Kisi Phasane Se Kumm Nahin
Udte-Udte Aasmaan Choo Lena
Kisi Mein Itna Dum Nahin
Ke Kaise Zarra-Zarra Jod Kar
Aashiane Ban Jaate Hain
Parinde Apna Ghar Bana Kar
Humko Yeh Falsafa Sikhate Hain

Bachein Kaise Toofan Se
Panchi Humko Yeh Sabak Sikhlatein Hain
Gulon Se Khushboo Le Kar,
Pyaar Bhar Kar, Baagon Ko Mehkatein Hain
Ke Kaise Katra-Katra Jod Kar
Ke Kaise Katra-Katra Jod Kar
Aashiane Ban Jaate Hain

Parinde Apna Ghar Bana Kar
Humko Yeh Falsafa Sikhate Hain
Ke Kaise Tinka-Tinka Jod Kar
Aashiane Ban Jaate Hain

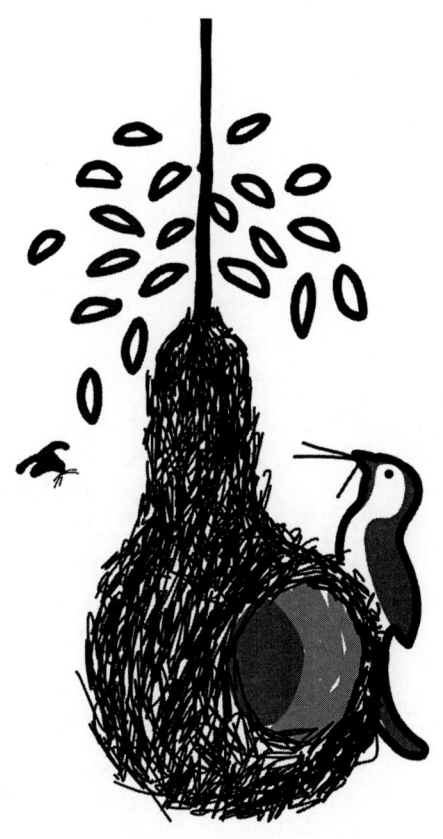

परिंदों का घर

परिंदे अपना घर बना कर
हमको ये फ़लसफ़ा सिखाते हैं
के कैसे तिनका-तिनका जोड़ कर
आशियाने बन जाते हैं
परिंदे अपना घर बना कर
हमको ये फ़लसफ़ा सिखाते हैं

परिंदों का हमेशा साथ रहना
किसी फ़साने से कम नहीं
उड़ते-उड़ते आसमान छू लेना
किसी में इतना दम नहीं
के कैसे ज़र्रा-ज़र्रा जोड़ कर
आशियाने बन जाते हैं
परिंदे अपना घर बना कर
हमको ये फ़लसफ़ा सिखाते हैं

बचें कैसे तूफ़ान से
पंछी हमको ये सबक सिखलाते हैं
गुलों से खुशबू ले कर,
प्यार भर कर, बागों को महकाते हैं
के कैसे कतरा-कतरा जोड़ कर
के कैसे कतरा-कतरा जोड़ कर
आशियाने बन जाते हैं

परिंदे अपना घर बना कर
हमको ये फ़लसफ़ा सिखाते हैं।
के कैसे तिनका-तिनका जोड़ कर
आशियाने बन जाते हैं।

SUNIL KAPOOR

Meetha Sa Ek Khwaab

Choo Jaate Ho Har Raat Mujhe
Ek Meetha Sa Khwaab Ban Kar
Chherd Jaate Ho Dil Mera
Ek Atarang Sailaab Ban Kar

Naazuk Adaa Aur Sharm 'O'
Teri Odhe Phirta Hoon Main
Bas Yun Hi Khud Ko Tujhse Naa Jaane
Kyun Jode Phirta Hoon Main
Sagar Ki Lehron Se Nikal Aata Hoon
Ek Sajeela Tairaak Ban Kar
Choo Jaate Ho Har Raat Mujhe
Ek Meetha Sa Khwaab Ban Kar
Chherd Jaate Ho Dil Mera
Ek Atarang Sailaab Ban Kar

Khud Ko Sammate Kar Khud Mein
Yun Hi Simatt Jata Hoon Main
Jab Yaad Tumhari Aati Hai
Phir Se Bikhar Jaata Hoon Main
Inn Bikhre Hue Sapno Ko
See Leta Hoon Agaadh Ban Kar

Choo Jaate Ho Har Raat Mujhe
Ek Meetha Sa Khwaab Ban Kar
Chherd Jaate Ho Dil Mera
Ek Atarang Sailaab Ban Kar

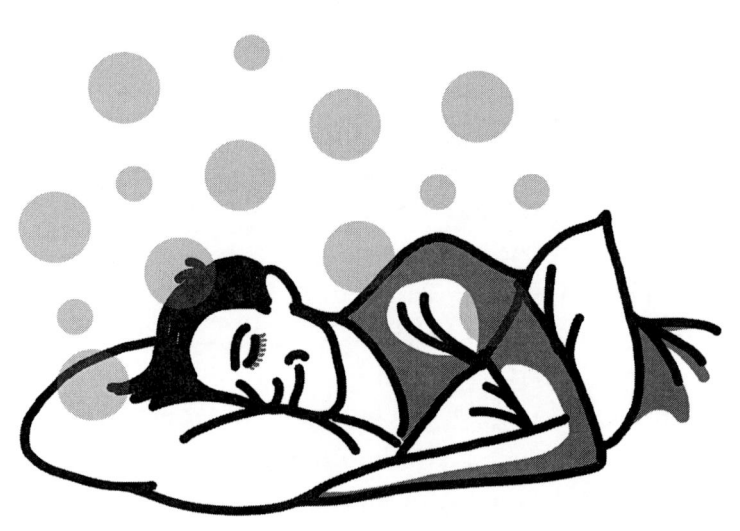

मीठा सा एक ख़्वाब

छू जाते हो हर रात मुझे
एक मीठा सा ख़्वाब बन कर
छेड़ जाते हो दिल मेरा
एक अतरंग सैलाब बन कर

नाज़ुक अदा और शरम 'ओ'
तेरी ओढ़े फिरता हूँ मैं
बस यूँ ही ख़ुद को तुझसे ना जाने
क्यूँ जोड़े फिरता हूँ मैं
सागर की लहरों से निकल आता हूँ
एक सजीला तैराक बन कर
छू जाते हो हर रात मुझे
एक मीठा सा ख़्वाब बन कर
छेड़ जाते हो दिल मेरा
एक अतरंग सैलाब बन कर

ख़ुद को समेट कर ख़ुद में
यूँ ही सिमट जाता हूँ मैं
जब याद तुम्हारी आती है
फिर से बिखर जाता हूँ मैं
इन बिखरे हुए सपनों को
सी लेता हूँ अगाध बन कर

छू जाते हो हर रात मुझे
एक मीठा सा ख़्वाब बन कर
छेड़ जाते हो दिल मेरा
एक अतरंग सैलाब बन कर।

Mujhe Ishq Hone Laga Hai

Mujhe Ishq Hone Laga Hai
Mujhe Ishq Hone Laga
Mujhe Ishq Hone Laga Hai Mahira
Teri Ore Badhne Laga Hoon
Teri Ore Chalne Laga
Mujhe Ishq Hone Laga Hai Mahira

Tu Chaanv Hai, Tu Dhoop Hai
Tu Chaand Ka Naya Roop Hai
Dil Ko Tujhse Milti Raahatein
Dil Ki Sada, Tu Sunn Zara, O Mahira
O Mahira, Sunn Zara

Mujhe Ishq Hone Laga Hai
Mujhe Ishq Hone Laga
Mujhe Ishq Hone Laga Hai Mahira

Dekh Yun Hi Tumko Kiya
Toh Woh Ishq Kya Kiya
Katra-Katra Dooba Nahin
Toh Woh Ishq Kya Jiya
Tumse Milne Ko Aye Humdum
Bekarar Hoon Ab Zara

Mujhe Ishq Hone Laga Hai
Mujhe Ishq Hone Laga
Mujhe Ishq Hone Laga Hai Mahira

Dil Jhoome Toh Jug Jhoome
Yeh Sabko Hai Pata
Dil Roye Toh Jug Roye
Toh Meri Kya Hai Khata
Yeh Dil Toh Hai Bas Baawra
Yeh Jaan Le Tu Zara

Mujhe Ishq Hone Laga Hai
Mujhe Ishq Hone Laga
Mujhe Ishq Hone Laga Hai Mahira
Teri Ore Badhne Laga Hoon
Teri Ore Chalne Laga
Mujhe Ishq Hone Laga Hai… Mahira…

मुझे इश्क होने लगा है

मुझे इश्क होने लगा है
मुझे इश्क होने लगा
मुझे इश्क होने लगा है माहिरा
तेरी ओर बढ़ने लगा हूँ
तेरी ओर चलने लगा
मुझे इश्क होने लगा है माहिरा

तू छाँव है, तू धूप है
तू चाँद का नया रूप है
दिल को तुझसे मिलती राहतें
दिल की सदा, तू सुन ज़रा, ओ माहिरा
ओ माहिरा, सुन ज़रा

मुझे इश्क होने लगा है
मुझे इश्क होने लगा
मुझे इश्क होने लगा है माहिरा

देख यूँ ही तुमको किया
तो वो इश्क क्या किया
कतरा-कतरा डूबा नहीं
तो वो इश्क क्या जिया
तुमसे मिलने को आए हमदम
बेकरार हूँ अब ज़रा

मुझे इश्क होने लगा है
मुझे इश्क होने लगा
मुझे इश्क होने लगा है माहिरा

दिल झूमे तो जग झूमे
ये सबको है पता
दिल रोए तो जग रोए
तो मेरी क्या है ख़ता
ये दिल तो है बस बावरा
ये जान ले तू ज़रा

मुझे इश्क़ होने लगा है
मुझे इश्क़ होने लगा
मुझे इश्क़ होने लगा है माहिरा
तेरी ओर बढ़ने लगा हूँ
तेरी ओर चलने लगा
मुझे इश्क़ होने लगा है... माहिरा....

Doshiza

Dil Se Nahi Doshiza Apni Rooh Se Nikalo
Dil Ko Toh Apne Manaa Hi Lenge
Zindagi Se Nahi Apni Jaan Se Nikalo
Zindagi Toh Yun Bhi Gavaan Hi Lenge
Doobi Hai Kashti
Yeh Kaisa Safar Hai
Na Kinare Ki Chinta
Naa Khone Ka Darr Hai
Tum Bin Yeh Jeewan Bitaa Hi Lenge
Dil Ko Toh Apne Manaa Hi Lenge

Jhooth Ki Deewar Kabhi Toh Hai Dhalti
Haqeeqat Ke Saamne Adaakari Nahi Chalti
Nafrat Ke Nagar Mein Pannah Le Lenge
Dil Ko Toh Apne Manaa Hi Lenge

Dil Se Nahi Doshiza Apni Rooh Se Nikalo
Dil Ko Toh Apne Manaa Hi Lenge
Zindagi Se Nahi Apni Jaan Se Nikalo
Zindagi Toh Yun Bhi Gavaan Hi Lenge

Khanjar Ki Kya Thi Majaal
Jo Mujhko Zakhmi Ghar Gaya
Woh Toh Tera Hi Khayaal Tha
Jo Mujhko Ghayal Kar Gaya

Dard Se Rahoonga Malamaal
Aise Raeesee Apna Hi Lenge
Dil Se Nahi Doshiza Apni Rooh Se Nikalo
Dil Ko Toh Apne Mana Hi Lenge

दोशिज़ा

दिल से नहीं दोशिज़ा अपनी रूह से निकालो
दिल को तो अपने मना ही लेंगे
ज़िंदगी से नहीं अपनी जान से निकालो
ज़िंदगी तो यूँ भी गवाँ ही लेंगे
डूबी है कश्ती
ये कैसा सफ़र है
ना किनारे की चिंता
ना खोने का डर है
तुम बिन ये जीवन बिता ही लेंगे
दिल को तो अपने मना ही लेंगे

झूठ की दीवार कभी तो है ढलती
हक़ीक़त के सामने अदाकारी नहीं चलती
नफ़रत के नगर में पनाह ले लेंगे
दिल को तो अपने मना ही लेंगे

दिल से नहीं दोशिज़ा अपनी रूह से निकालो
दिल को तो अपने मना ही लेंगे
ज़िंदगी से नहीं अपनी जान से निकालो
ज़िंदगी तो यूँ भी गवाँ ही लेंगे

ख़ंजर की क्या थी मजाल
जो मुझको ज़ख़्मी घर गया
वो तो तेरा ही ख्याल था
जो मुझको घायल कर गया

दर्द से रहूँगा मालामाल
ऐसी रईसी अपना ही लेंगे
दिल से नहीं दोशिज़ा अपनी रूह से निकालो
दिल को तो अपने मना ही लेंगे।

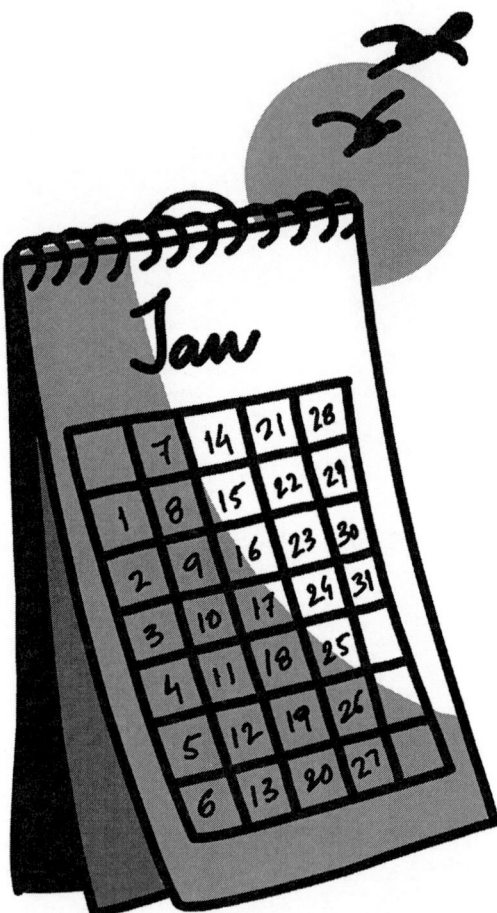

Kal Ko Kisne Dekha Hai

Kal Ko Kisne Dekha Hai
Phir Aaj Sukh Ko Khoyein Kyun
Jab Har Ghadi Hanss Saktein Hain
Toh Ek Pal Bhi Royein Kyun

Har Waqt Pareshaan Rehta Hai
Har Cheez Paane Ki Chaah Hai
Doosron Ko Dekh Badhte Hue
Mann Se Nikalti Kyun Aah Hai

Makkdi Nahi Kabhi Phasti
Apne Hi Bunne Jaalon Mein
Phir Insaan Kyun Hai Dhasta
Apne Hi Bunne Khayalon Mein

Har Shaam Khushi Mein Doobo Tum
Har Shakhs Se Tum Pyaar Karo
Har Insaan Ka Aadar Karo
Apni Baazuon Par Aitbaar Karo

Zindagi Ko Jeene Ke Liye
Ek Usool Yeh Bana Lo
Jo Bura Hai Usse Jaane Do
Jo Accha Hai Usse Apna Lo

Kal Ko Kisne Dekha Hai
Phir Aaj Sukh Ko Khoyein Kyun
Jab Har Ghadi Hanss Sakte Hain
Toh Ek Pal Bhi Royein Kyun

कल को किसने देखा है

कल को किसने देखा है
फिर आज सुख को खोएँ क्यूँ
जब हर घड़ी हँस सकते हैं
तो एक पल भी रोएँ क्यूँ

हर वक़्त परेशान रहता है
हर चीज़ पाने की चाह है
दूसरों को देख बढ़ते हुए
मन से निकलती क्यूँ आह है

मकड़ी नहीं कभी फँसती
अपने ही बुने जालों में
फिर इंसान क्यूँ है धँसता
अपने ही बुने ख़यालों में

हर शाम खुशी में डूबो तुम
हर शख़्स से तुम प्यार करो
हर इंसान का आदर करो
अपनी बाजुओं पर एतबार करो

ज़िंदगी को जीने के लिए
एक उसूल ये बना लो
जो बुरा है उसे जाने दो
जो अच्छा है उसे अपना लो

कल को किसने देखा है
फिर आज सुख को खोएँ क्यूँ
जब हर घड़ी हँस सकते हैं
तो एक पल भी रोएँ क्यूँ।

Zindagi Ke Rang

Phoolon Ne Samaa Jab Itna Khushboodar Banaya,
Toh Kaaton Ki Chubhan Ki Baat Kyun Karoon

Doston Ne Gazab Ka Jab Pyaar Jataya,
Toh Dushmano Ki Dushmani Ki Baat Kyun Karoon

Unki Bebaak Haseen Adaaon Se Jab Dil Bhar Aaya,
Toh Unki Bewafai Ki Baat Kyun Karoon

Khushiyon Ne Zindagi Ko Jab Khushgawar Banaya,
Toh Dukh Bhare Palon Ki Baat Kyun Karoon

Chaand Ki Chaandni Ne Jab Raasta Dikhaya,
Toh Andhkaar Ki Baat Kyun Karoon

Nazron Ne Jab Haseen Nazron Ko Dhikaya
Toh Main Aandhi-Toofan Ki Baat Kyun Karoon

Zindagi Zinda Dili Ka Naam Hai Janaab,
Toh Hausla Parasto Ki Baat Kyun Karoon

Phoolon Ne Samaa Jab Itna Khushboodar Banaya,
Toh Katon Ki Chubhan Ki Baat Kyun Karoon

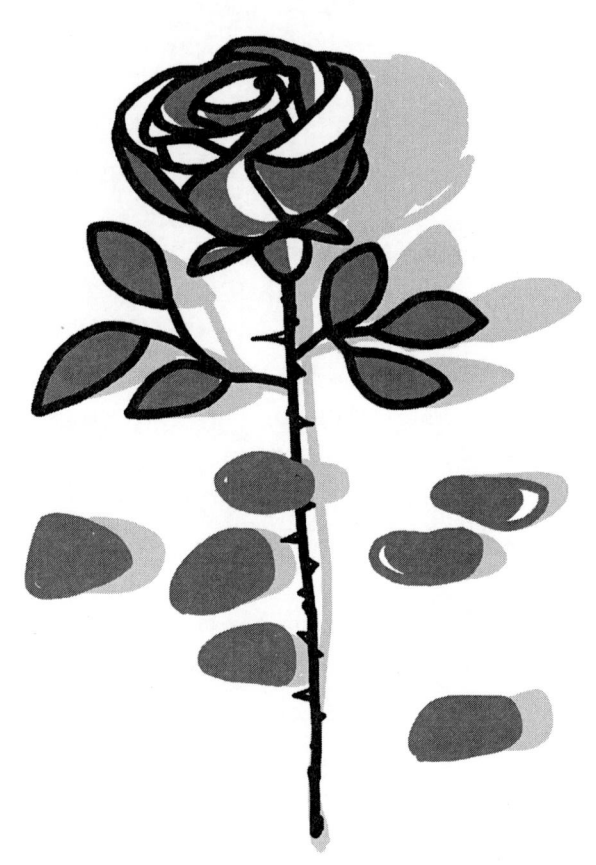

ज़िंदगी के रंग

फूलों ने समाँ जब इतना खुशबूदार बनाया,
तो काँटों की चुभन की बात क्यूँ करूँ

दोस्तों ने ग़ज़ब का जब प्यार जताया,
तो दुश्मनों की दुश्मनी की बात क्यूँ करूँ

उनकी बेबाक हसीन अदाओं से जब दिल भर आया,
तो उनकी बेवफ़ाई की बात क्यूँ करूँ

खुशियों ने ज़िंदगी को जब खुशगवार बनाया,
तो दुख भरे पलों की बात क्यूँ करूँ

चाँद की चाँदनी ने जब रास्ता दिखाया,
तो अंधकार की बात क्यूँ करूँ

नज़रों ने जब हसीन नज़रों को दिखाया
तो मैं आँधी-तूफान की बात क्यूँ करूँ

ज़िंदगी ज़िंदा दिली का नाम है जनाब,
तो हौसला परस्तो की बात क्यूँ करूँ

फूलों ने समाँ जब इतना खुशबूदार बनाया,
तो काँटों की चुभन की बात क्यूँ करूँ।

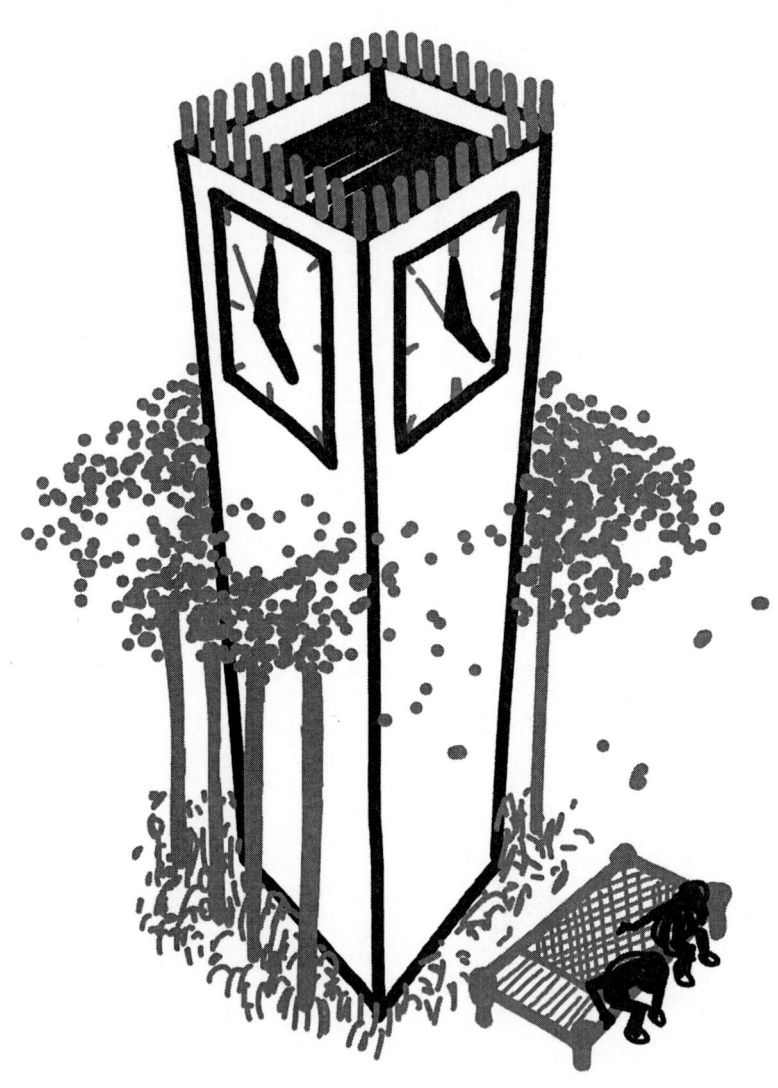

Waqt

Woh Bhi Kya Badmast Samaa Tha,
Ghamand Ka Namonishan Naa Tha
Ghadi Bas Sirf Ek Ke Paas Hi Hoti Thi,
Aur Waqt Sabke Paas Hota Tha

Woh Bhi Kya Dilkash Samaa Tha,
Jab Maryada Ka Aabhaas Hota Tha
Hawa Ke Rukh Ke Badalne Se Hi,
Unke Aane Ka Ehsaas Hota Tha

Woh Bhi Kya Ruhaani Samaa Tha,
Jab Na Taroof Tha Na Hi Paigam Hota Tha
Nazron Aur Ishaaron Mein Hi,
Suhaane Safar Ka Anjaam Hota Tha

Woh Bhi Kya Fauladi Samaa Tha,
Jab Samandar Se Joojhne Ka Zikar Hota Tha
Aasma Ko Choo Lene Ka Jigar Tha,
Mitti Se Sona Nikalne Ka Hunnar Hota Tha

Woh Bhi Kya Badmast Samaa Tha,
Ghamand Ka Namonishan Naa Tha
Ghadi Bas Sirf Ek Ke Pass Hi Hoti Thi,
Aur Waqt Sabke Paas Hota Tha

वक़्त

वो भी क्या बदमस्त समाँ था,
घमंड का नामोनिशान ना था
घड़ी बस सिर्फ़ एक के पास ही होती थी,
और वक़्त सबके पास होता था

वो भी क्या दिलकश समाँ था,
जब मर्यादा का आभास होता था
हवा के रुख़ के बदलने से ही,
उनके आने का एहसास होता था

वो भी क्या रूहानी समाँ था,
जब ना तारूफ़ था ना ही पैग़ाम होता था
नज़रों और इशारों में ही,
सुहाने सफ़र का अंजाम होता था

वो भी क्या फ़ौलादी समाँ था,
जब समंदर से जूझने का ज़िक्र होता था
आसमाँ को छू लेने का जिगर था,
मिट्टी से सोना निकालने का हुनर होता था

वो भी क्या बदमस्त समाँ था,
घमंड का नामोनिशान ना था
घड़ी बस सिर्फ़ एक के पास ही होती थी,
और वक़्त सबके पास होता था।

Pyaar Ka Panchnama

Ajeeb Si Thi Mulaqat Humari
Ajeeb Samaa Gaflat Ka Tha
Woh Milti Thi Matlab Se Hume
Aur Hume Milne Se Matlab Tha

Elaan Yeh Kar Diya Humne
Ki Hum Bade Mazze Mein Theh
Yaa Toh Hum Paaji Theh
Yaa Unke Nashe Mein Theh

Matlab Jo Poora Ho Gaya
Aankhein Humse Bas Pher Lee
Zindagi Baigairat Ho Gayi
Maayusee Ne Rahein Gher Lee

Jo Shaksiyat Humse Door Gayi
Woh Zalim Phir Laut Ke Aayegee
Matlab Nikalne Dijeeye Huzoor
Woh Phir Se Muskurayegee

Hum Jee Jaan Se Phir Khidmat Karenge
Woh Phir Se Ankhiyaan Ladayegee
Hum Phir Nashe Mein Beh Jayenge
Aur Woh Phir Se Paagal Banayegee

Ajeeb Sa Phir Samaa Bandhega
Ajeeb Si Gaflat Phir Chaa Jayegee

Woh Phir Milegi Matlab Se Hume
Aur Pyaar Ka Panchnama Samjhayegee

Ajeeb Si Phir Mulaqat Hogi
Ajeeb Samaa Gaflat Ka Hoga
Woh Phir Milegi Matlab Se Hume
Aur Hume Milne Se Matlab Hoga

प्यार का पंचनामा

अजीब सी थी मुलाक़ात हमारी
अजीब समाँ ग़फ़लत का था
वो मिलती थी मतलब से हमें
और हमें मिलने से मतलब था

एलान ये कर दिया हमने
कि हम बड़े मज़े में थे
या तो हम पाज़ी थे
या उनके नशे में थे

मतलब जो पूरा हो गया
आँखें हमसे बस फेर लीं
ज़िंदगी बेग़ैरत हो गई
मायूसी ने राहें घेर लीं

जो शख़्सियत हमसे दूर गई
वो ज़ालिम फिर लौट के आएगी
मतलब निकलने दीजिए हुज़ूर
वो फिर से मुस्कुराएगी

हम जी जान से फिर ख़िदमत करेंगे
वो फिर से अँखियाँ लड़ाएगी
हम फिर नशे में बह जाएँगे
और वो फिर से पागल बनाएगी

अजीब सा फिर समाँ बँधेगा
अजीब सी ग़फ़लत फिर छा जाएगी

वो फिर मिलेगी मतलब से हमें
और प्यार का पंचनामा समझाएगी

अजीब सी फिर मुलाकात होगी
अजीब समाँ ग़फ़लत का होगा
वो फिर मिलेगी मतलब से हमें
और हमें मिलने से मतलब होगा।

Haal-Be-Haal

Iss Kaddar Pyaar Mein Tere
Ho Chuka Hoon Gumm
Haal-Be-Haal Hai
Tu Sunn Sake Toh Sunn

Naa Majhi Naa Rehbar
Naa Haqq Mein Hai Hawaein
Patjhad Ke Iss Mausam Mein
Jayein Toh Kidhar Jayein
Dil Ki Yeh Bekarari Ab Na Hogi Kumm
Haal-Be-Haal Hai
Tu Sunn Sake Toh Sunn

Dil Toh Seene Mein
Tere Bhi Machalta Hoga
Husn Tera Rang Bhi
Kayeen Baar Badalta Hoga
Tadap Iss Dil Ki Ab Na Hogi Kumm
Haal-Be-Haal Hai
Tu Sunn Sake Toh Sunn

Katl Bhi Mera Hi Kiya
Aur Ilzaam Bhi Mujhko Diya
Teri Shokh Nigahon Ne
Chain Se Jeene Na Diya
Bekarari Iss Dil Ki Ab Na Hogi Khatm

Haal-Be-Haal Hai
Tu Sunn Sake Toh Sunn

Iss Kaddar Pyaar Mein Tere
Ho Chuka Hoon Gumm
Haal-Be-Haal Hai
Tu Sunn Sake Toh Sunn

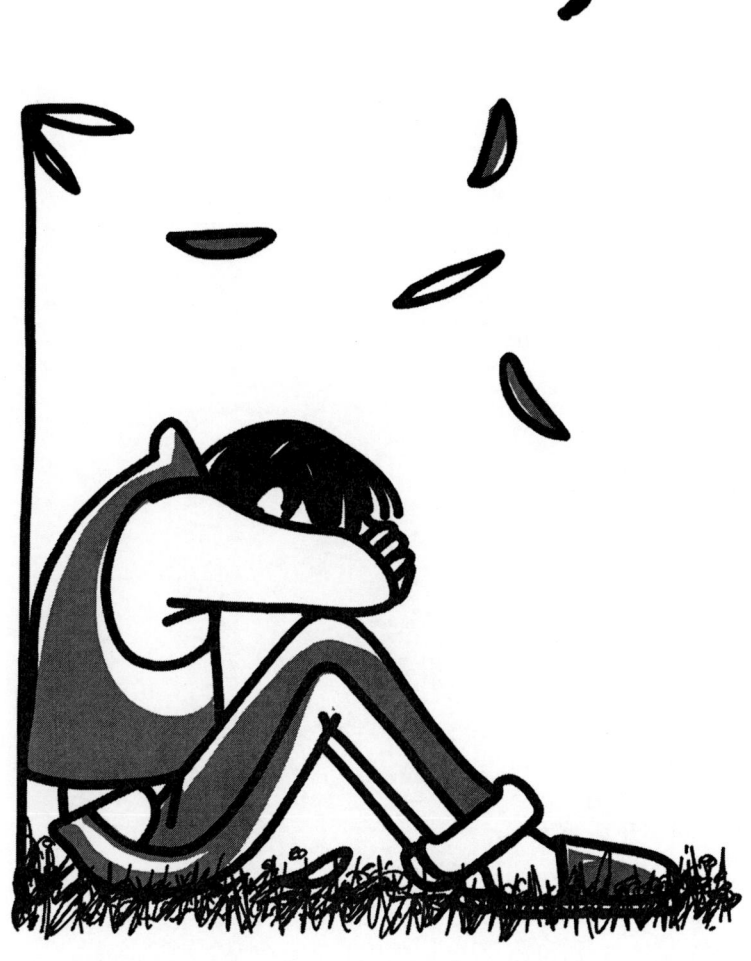

हाल-बे-हाल

इस क़दर प्यार में तेरे
हो चुका हूँ गुम
हाल-बे-हाल है
तू सुन सके तो सुन

ना माझी ना रहबर
ना हक़ में हैं हवाएँ
पतझड़ के इस मौसम में
जाएँ तो किधर जाएँ
दिल की ये बेकरारी अब ना होगी कम
हाल-बे-हाल है
तू सुन सके तो सुन

दिल तो सीने में
तेरे भी मचलता होगा
हुस्न तेरा रंग भी
कई बार बदलता होगा
तड़प इस दिल की अब ना होगी कम
हाल-बे-हाल है
तू सुन सके तो सुन

क़त्ल भी मेरा ही किया
और इलज़ाम भी मुझको दिया
तेरी शोख निगाहों ने
चैन से जीने ना दिया
बेकरारी इस दिल की अब ना होगी ख़त्म

हाल-बे-हाल है
तू सुन सके तो सुन

इस क़दर प्यार में तेरे
हो चुका हूँ गुम
हाल-बे-हाल है
तू सुन सके तो सुन।

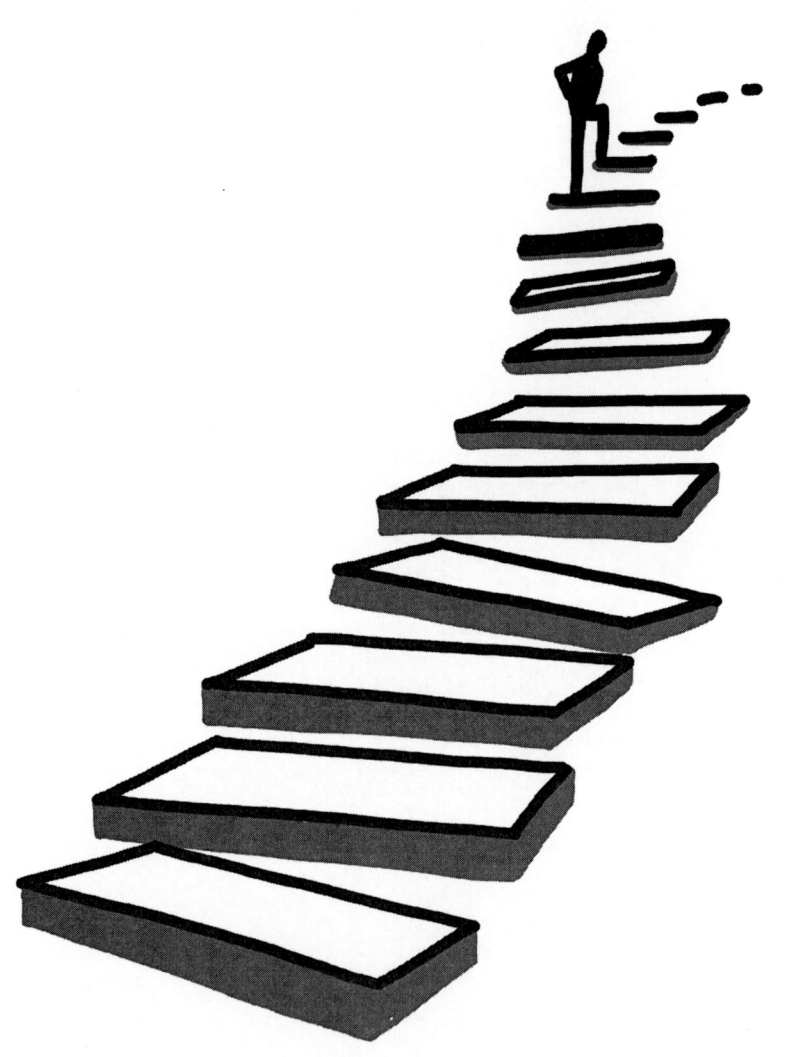

Manzil

Manzil Unhi Ko Milti Hai
Jinke Sapno Mein Jaan Hoti Hai
Zindagi Unhi Ki Azeem Hai
Jinhe Ache Logon Ki Pehchaan Hoti Hai

Zindagi Ki Kasauti Pe
Har Rishta Yun Hi Guzar Gaya
Kuch Khare Sone Nikle
Kuch Ka Paani Uttar Gaya

Main Acche Aur Bure Mein
Faasla Na Rakh Saka
Kaun Hai Apna Kaun Paraya
Yeh Nahi Parakh Saka

Khushiyan Taqdeer Mein Ho Bikhri
Tasveeron Mein Har Koi Muskurata Hai
Zindagi Sanwar Gayi Toh Jannat
Varna Abtar Tamasha Hai

Kamiyan Har Shakhs Mein Hain
Iss Aazmaish Ki Zaroorat Nahin
Aab-E-Aaina Dikhana Hai Beshaq
Kisi Farmaish Ki Zaroorat Nahin

Manzil Unhi Ko Milti Hai
Jinke Sapno Mein Jaan Hoti Hai
Zindagi Unhi Ki Azeem Hai
Jinhe Ache Logon Ki Pehchaan Hoti Hai

मंज़िल

मंज़िल उन्हीं को मिलती है
जिनके सपनों में जान होती है
ज़िंदगी उन्हीं की अज़ीम है
जिन्हें अच्छे लोगों की पहचान होती है

ज़िंदगी की कसौटी पे
हर रिश्ता यूँ ही गुज़र गया
कुछ खरे सोने निकले
कुछ का पानी उतर गया

मैं अच्छे और बुरे में
फासला न रख सका
कौन है अपना कौन पराया
ये नहीं परख सका

खुशियाँ तक़दीर में हों बिखरी
तसवीरों में हर कोई मुस्कुराता है
ज़िंदगी सँवर गई तो जन्नत
वरना अबतर तमाशा है

कमियाँ हर शख़्स में हैं
इस आज़माइश की जरूरत नहीं
आब-ए-आईना दिखाना है बेशक़
किसी फ़रमाइश की ज़रूरत नहीं

मंज़िल उन्हीं को मिलती है
जिनके सपनों में जान होती है
ज़िंदगी उन्हीं की अज़ीम है
जिन्हें अच्छे लोगों की पहचान होती है।

Khamoshi

Khamoshiyon Se Mil Rahe Theh
Khamoshiyon Ke Jawaab
Aankhon Se Hue Kuch Aise Ishaare
Khamosh Se Dil Mein Aa Gaya Ek Sailaab

Khamoshi Mera Mizaz Tha Jaanib
Tumne Samjha Kyun Mera Guroor
Panaah Mili Thi Kabhi Gire Patton Se
Inn Par Adab Se Chalna Huzoor
Husn Lablabayega Jab Sarkega Unka Naqaab
Khamoshiyon Se Mil Rahe Theh
Khamoshiyon Ke Jawaab

Khamosh Si Fizaon Mein Khamosh Se Nazrane Theh
Behtee Hawaon Mein Jhulaste Angaare Theh
Baichain Kar Unhe Khamoshi Se Guzar Jaoonga Janab
Unki Mast Nigahon Mein Bhi
Dikhega Unka Khoobsurat Shabaab
Khamoshiyon Se Mil Rahe Theh
Khamoshiyon Ke Jawaab

Aankhon Se Hue Kuch Aise Ishaare
Khamosh Se Dil Mein Aa Gaya Ek Sailaab
Khamoshiyon Se Mil Rahe Theh
Khamoshiyon Ke Jawaab

ख़ामोशी

ख़ामोशियों से मिल रहे थे
ख़ामोशियों के जवाब
आँखों से हुए कुछ ऐसे इशारे
ख़ामोश से दिल में आ गया एक सैलाब

ख़ामोशी मेरा मिज़ाज था जानिब
तुमने समझा क्यूँ मेरा ग़रूर
पनाह मिली थी कभी गिरे पत्तों से
इन पर अदब से चलना हुजूर
हुस्न लबलबाएगा जब सरकेगा उनका नक़ाब
ख़ामोशियों से मिल रहे थे
ख़ामोशियों के जवाब

ख़ामोश सी फ़िज़ाओं में ख़ामोश से नज़राने थे
बहती हवाओं में झुलसते अंगारे थे
बेचैन कर उन्हें ख़ामोशी से गुज़र जाऊँगा जनाब
उनकी मस्त निगाहों में भी
दिखेगा उनका ख़ूबसूरत शबाब
ख़ामोशियों से मिल रहे थे
ख़ामोशियों के जवाब

आँखों से हुए कुछ ऐसे इशारे
ख़ामोश से दिल में आ गया एक सैलाब
ख़ामोशियों से मिल रहे थे
ख़ामोशियों के जवाब।

Kasoor

Kasoor Uss Dhadakte Dil Ka Hai
Jo Jawani Mein Jawani Se Takra Gaya
Kasoor Uss Rupehle Pal Ka Hai
Jo Iss Masoom Dil Ko Bha Gaya

Kasoor Teri Aankhon Ka Hai
Jo Ishaaron Mein Kuch Keh Gayi
Kasoor Teri Shakhsiyat Ka Hai
Jo Meri Har Gustakhi Seh Gayi

Kasoor Teri Zulfon Ka Hai
Jinse Ghangore Ghata Hai Chayee
Kasoor Uss Neend Ka Hai
Jo Aa Kar Bhi Na Aayi
Naa Jaane Kis Mod Par
Mujhe Mil Jayegi Tu
Khud Kasoor Kar Ke
Mujhko Kasoorwar Thehrayegi Tu

Kasoor Uss Dhadakte Dil Ka Hai
Jo Jawani Mein Jawani Se Takra Gaya
Kasoor Us Rupehle Pal Ka Hai
Jo Iss Masoom Dil Ko Bha Gaya

क़सूर

क़सूर उस धड़कते दिल का है
जो जवानी में जवानी से टकरा गया
क़सूर उस रुपहले पल का है
जो इस मासूम दिल को भा गया

क़सूर तेरी आँखों का है
जो इशारों में कुछ कह गई
क़सूर तेरी शख़्सियत का है
जो मेरी हर गुस्ताख़ी सह गई

क़सूर तेरी ज़ुल्फ़ों का है
जिनसे घनघोर घटा है छाई
क़सूर उस नींद का है
जो आ कर भी ना आई
ना जाने किस मोड़ पर
मुझे मिल जाएगी तू
ख़ुद क़सूर कर के
मुझको क़सूरवार ठहराएगी तू

क़सूर उस धड़कते दिल का है
जो जवानी में जवानी से टकरा गया
क़सूर उस रुपहले पल का है
जो इस मासूम दिल को भा गया।

Dard-E-Dil

Haal-E-Dil Keh Na Saka
Jhijhak Thi Tumhe Sunane Mein
Zikar Tera Hi Hona Tha
Dil Ke Iss Afsaane Mein

Tadapta Rehta Tha Main
Par Karta Kyun Shikwa Gila
Tere Haseen Chehre Ne
Raat Bhar Sone Naa Diya
Kya Mila Tumko Sanam
Iss Nacheez Ko Satane Mein
Zikar Tera Hi Hona Tha
Dil Ke Iss Afsaane Mein

Dard-E-Dil Seh Kar Bhi
Dil Mera Pukhta Raha
Aakhon Se Ojhal Tum Hui
Dil Mera Dukhta Raha
Dil Ka Aalam Yeh
Ghul Gaya Paimaane Mein
Zikar Tera Hi Hona Tha
Dil Ke Iss Afsaane Mein

Haal-E-Dil Keh Na Saka
Jhijhak Thi Tumhe Sunane Mein
Zikar Tera Hi Hona Tha
Dil Ke Iss Afsaane Mein

दर्द-ए-दिल

हाल-ए-दिल कह ना सका
झिझक थी तुम्हें सुनाने में
ज़िक्र तेरा ही होना था
दिल के इस अफ़साने में

तड़पता रहता था मैं
पर करता क्यूँ शिकवा गिला
तेरे हसीन चेहरे ने
रात भर सोने ना दिया
क्या मिला तुमको सनम
इस नाचीज़ को सताने में
ज़िक्र तेरा ही होना था
दिल के इस अफ़साने में

दर्द-ए-दिल सह कर भी
दिल मेरा पुख्ता रहा
आँखों से ओझल तुम हुई
दिल मेरा दुखता रहा
दिल का आलम ये
घुल गया पैमाने में
ज़िक्र तेरा ही होना था
दिल के इस अफ़साने में

हाल-ए-दिल कह ना सका
झिझक थी तुम्हें सुनाने में
ज़िक्र तेरा ही होना था
दिल के इस अफ़साने में।

Shahiidaane Hindustan

Jeena Jisse Hai Kehte Aise Woh Jee Gaya Hai
Dushman Ke Zehar Ko Khud Hi Woh Pee Gaya Hai
Watan Pe Ho Ke Fanaah Dhruv Tara Ho Gaya Hai
Balidaan De Ke Apna Chirr Neend So Gaya Hai
Hai Salaam Hai Salaam
Hai Salaam Hai Salaam
Shahiidaane Hindustan

Himmat Thi Maharaana Si
Anupam Sa Komal Dil Tha
Hind Ke Liye Hi Marna
Prann Yeh Ek Atal Tha
Dushmano Ki Hasti Mitta Kar
Amrit Woh Pee Gaya Hai
Balidaan De Ke Apna Chirr Neend So Gaya Hai
Hai Salaam Hai Salaam
Hai Salaam Hai Salaam
Shahiidaane Hindustan

Shoorveer Tha Uss Watan Ka
Jahan Beheti Hai Paawan Ganga
Woh Phool Tha Uss Chaman Ka
Har Dil Mein Jahan Hai Tiranga
Sarhad Pe Baandhe Kafan
Woh Dushman Se Ladd Gaya Hai

Balidaan De Ke Apna Chirr Neend So Gaya Hai
Hai Salaam Hai Salaam
Hai Salaam Hai Salaam
Shahiidaane Hindustan

शहीदाने हिंदुस्तान

जीना जिसे है कहते ऐसे वो जी गया है
दुश्मन के ज़हर को खुद ही वो पी गया है
वतन पे हो के फ़ना ध्रुव तारा हो गया है
बलिदान दे के अपना चिर नींद सो गया है
है सलाम है सलाम
है सलाम है सलाम
शहीदाने हिंदुस्तान

हिम्मत थी महाराणा सी
अनुपम सा कोमल दिल था
हिंद के लिए ही मरना
प्रण यह एक अटल था
दुश्मनों की हस्ती मिटा कर
अमृत वो पी गया है
बलिदान दे के अपना चिर नींद सो गया है
है सलाम है सलाम
है सलाम है सलाम
शहीदाने हिंदुस्तान

शूरवीर था उस वतन का
जहाँ बहती है पावन गंगा
वो फूल था उस चमन का
हर दिल में जहाँ है तिरंगा
सरहद पे बाँधे कफ़न
वो दुश्मन से लड़ गया है

बलिदान दे के अपना चिर नींद सो गया है
है सलाम है सलाम
है सलाम है सलाम
शहीदाने हिंदुस्तान।

Dil Ka Haal

Dil Hi Dil Ka Jaane Haal
Dil Hi Dil Ki Jaane Preet
Dil Toh Hai Bas Baawra
Dil Ki Hai Adhbhut Yeh Reet

Dil Jhoome Toh Jug Jhoome
Dil Se Na Koi Hai Raqeeb
Dil Roye Toh Jug Roye
Dil Ki Duniya Hai Ajeeb

Dil Jab Dil Se Hai Mile
Dil Ko Dil Lagta Hai Aziz
Dil Saccha Hai Dil Baccha Hai
Dil Ko Looh Bhi Lage Hai Sheet

Dil Hi Mehake Dil Hi Chehake
Dil Toh Bas Gaaye Malhaar
Dil Sabka Dil Se Mil Jaaye
Dil Ka Ho Sapna Saakaar

Dil Ka Dil Se Hai Ek Naata
Dil Hi Dil Ka Hai Manmeet
Dil Hi Dil Ka Hai Ek Darpan
Dil Jo Jeete Woh Jagjeet

Dil Hi Dil Ka Jaane Haal
Dil Hi Dil Ki Jaane Preet
Dil Toh Hai Bas Baawra
Dil Ki Hai Adhbhut Yeh Reet

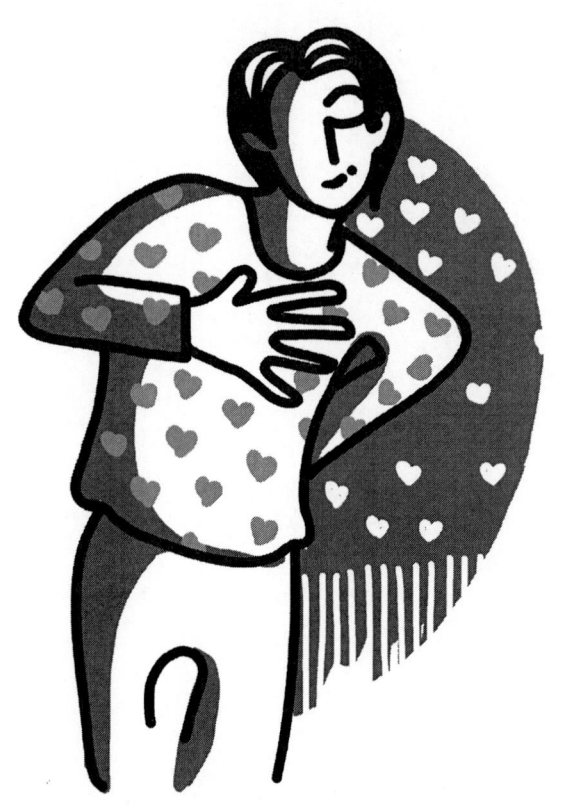

दिल का हाल

दिल ही दिल का जाने हाल
दिल ही दिल की जाने प्रीत
दिल तो है बस बावरा
दिल की है अद्भुत ये रीत

दिल झूमे तो जग झूमे
दिल से ना कोई है रक़ीब
दिल रोए तो जग रोए
दिल की दुनिया है अजीब

दिल जब दिल से है मिले
दिल को दिल लगता है अज़ीज़
दिल सच्चा है दिल बच्चा है
दिल को लू भी लगे है शीत

दिल ही महके दिल ही चहके
दिल तो बस गाए मल्हार
दिल सबका दिल से मिल जाए
दिल का हो सपना साकार

दिल का दिल से है एक नाता
दिल ही दिल का है मनमीत
दिल ही दिल का है एक दर्पण
दिल जो जीते वो जगजीत

दिल ही दिल का जाने हाल
दिल ही दिल की जाने प्रीत
दिल तो है बस बावरा
दिल की है अद्भुत ये रीत।

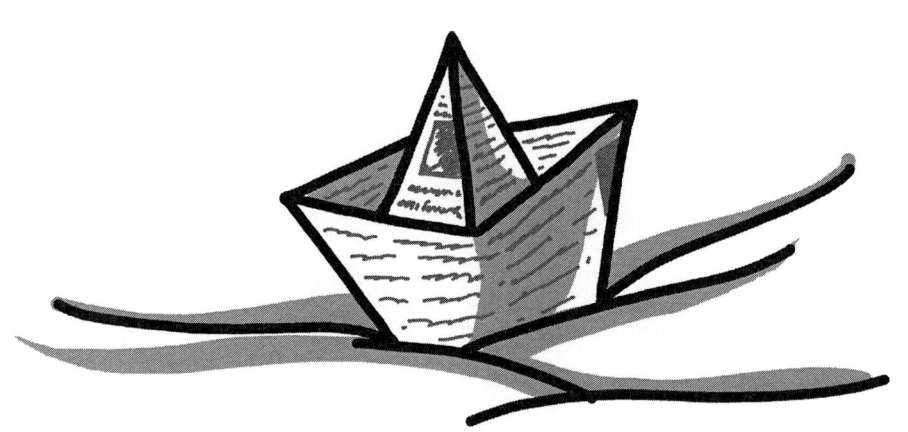

Bachpan Ke Din

Apni Umar Ko Chipa Kar Apne Aagosh Mein Kar Lo Tum
Bachpan Ko Yaad Kar Masti Bhara Ek Josh Bhar Lo Tum

Ho Sake Toh Madmaati Baarish Mein Bheeg Jao Tum
Ho Sake Toh Khil Khila Ke Hasna Bhi Seekh Jao Tum
Ho Sake Toh Bhaag Kar Loot Lo Ek Kati Patang Tum
Ho Sake Toh Ghul Mil Jao Apne Purane Doston Ke Sang Tum

Ho Sake Toh Koel Ki Kook Zara Sunn Lo Tum
Ho Sake Toh Baagh Se Kuch Kacchi Kalia Chun Lo Tum
Ho Sake Toh Paani Mein Ek Naav Hi Baha Do Tum
Ho Sake Toh Zubaan Pe Kuch Meetha Hi Chakha Do Tum

Ho Sake Toh Raat Ko Ginn Lo Timtimate Sitare Tum
Ho Sake Toh Chamakte Chaand Ke Kar Lo Nazaare Tum
Bachpan Ke Woh Din Ek Baar Phir Se Jee Lo Tum
Uss Ladakpan Ki Shararat Apne Dil Mein See Lo Tum

Phir Umar Aagosh Se Nikaal Kar Rakh Apne Sirhane Do Tum
Phir Dhalti Umar Ko Ek Naya Chola Pehnane Do Tum
Phir Dhalti Umar Ko Ek Naya Chola Pehnane Do Tum

बचपन के दिन

अपनी उमर को छिपा कर अपने आगोश में कर लो तुम
बचपन को याद कर मस्ती भरा एक जोश भर लो तुम

हो सके तो मदमाती बारिश में भीग जाओ तुम
हो सके तो खिल खिला के हँसना भी सीख जाओ तुम
हो सके तो भाग कर लूट लो एक कटी पतंग तुम
हो सके तो घुल मिल जाओ अपने पुराने दोस्तों के संग तुम

हो सके तो कोयल की कूक ज़रा सुन लो तुम
हो सके तो बाग से कुछ कच्ची कलियाँ चुन लो तुम
हो सके तो पानी में एक नाव ही बहा दो तुम
हो सके तो जुबान पे कुछ मीठा ही चखा दो तुम

हो सके तो रात को गिन लो टिमटिमाते सितारे तुम
हो सके तो चमकते चाँद के कर लो नज़ारे तुम
बचपन के वो दिन एक बार फिर से जी लो तुम
उस लड़कपन की शरारत अपने दिल में सी लो तुम

फिर उमर आगोश से निकाल कर रख अपने सिरहाने दो तुम
फिर ढलती उमर को एक नया चोला पहनाने दो तुम
फिर ढलती उमर को एक नया चोला पहनाने दो तुम।

Maa

Ek Din Poocha Maa Se Maine
Kya Hai Tumhari Kaamna
Chota Sa Jawaab Tha Uska
"Khwahishein Jo Teri Ho Poori
Bas Yahi Hai Meri Kaamna"

Maa Har Pal Saath Tumhara Zaroori Hai
Tum Bin Yeh Duniya Yakeenan Adhoori Hai
Saadhna, Tyaag Aur Pyaar Ka Naam Ho Tum
Mandir, Kaashi Aur Chaaron Dhaam Ho Tum

Tumne Hi Mujhe Chalna Sikhaya
Mujhko Pairon Par Hai Khada Kiya
Har Kism Ke Balidaan De Kar
Tumne Hi Mujhe Hai Bada Kiya

Maa Jee Bhar Ke Tumne Pyaar Diya
Raaton Ko Jaag Kar Dulaar Diya
Tumne Hi Vyavhaar Sikhaya
Tumne Har Sanskaar Diya

Bas Maa Ek Baar Keh Do
Kya Hai Tumhari Kaamna
Apna Main Bhi Farz Nibhaun
Kar Sakun Khuda Ka Saamna

Maa Ne Phir Woh Hi Dohraya
Boli Haath Mera Thaamna
Jo Bhi Khwaishein Hain Teri Woh Hi Hai Meri Kaamna
Jo Bhi Khwaishein Hain Teri Woh Hi Hai Meri Kaamna

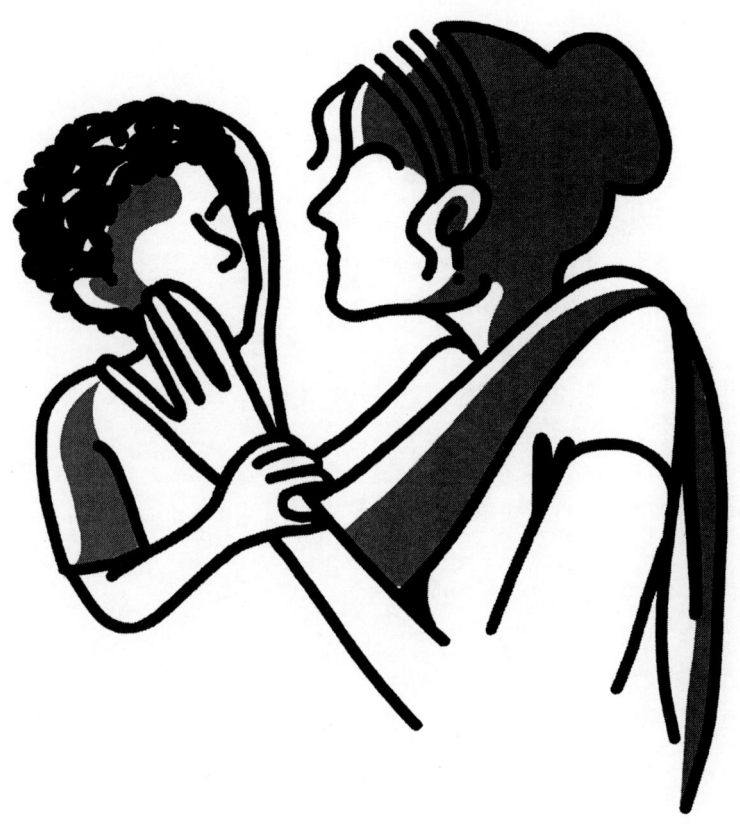

माँ

एक दिन पूछा माँ से मैंने
क्या है तुम्हारी कामना
छोटा सा जवाब था उसका
"ख़्वाहिशें जो तेरी हो पूरी
बस यही है मेरी कामना"

माँ हर पल साथ तुम्हारा ज़रूरी है
तुम बिन ये दुनिया यकीनन अधूरी है
साधना, त्याग और प्यार का नाम हो तुम
मंदिर, काशी और चारों धाम हो तुम

तुमने ही मुझे चलना सिखाया
मुझको पैरों पर है खड़ा किया
हर किस्म के बलिदान दे कर
तुमने ही मुझे है बड़ा किया

माँ जी भर के तुमने प्यार दिया
रातों को जाग कर दुलार दिया
तुमने ही व्यवहार सिखाया
तुमने हर संस्कार दिया

बस माँ एक बार कह दो
क्या है तुम्हारी कामना
अपना मैं भी फ़र्ज़ निभाऊँ
कर सकूँ खुदा का सामना

माँ ने फिर वो ही दोहराया
बोली हाथ मेरा थामना
जो भी ख़्वाहिशें हैं तेरी वो ही है मेरी कामना
जो भी ख़्वाहिशें हैं तेरी वो ही है मेरी कामना।

Diwali Mubarak

Jab Prem Rass Mein Beh Jao Tum
Jab Bin Kaaran Muskao Tum
Jab Phoolon Ki Sej Sajao Tum
Jab Har Baat Niraali Hoti Hai
Uss Waqt Diwali Hoti Hai
Uss Waqt Diwali Hoti Hai

Jab Khushi Ke Sagar Mein Doobo Tum
Jab Bachpan Ki Kilkari Se Jhoomo Tum
Jab Har Raat Matwali Hoti Hai
Uss Waqt Diwali Hoti Hai
Uss Waqt Diwali Hoti Hai

Jab Mann Mandir Ankur Phootein
Jab Baagon Mein Koyal Kookein
Jab Har Jagah Haryali Hoti Hai
Uss Waqt Diwali Hoti Hai
Uss Waqt Diwali Hoti Hai

Aao Iss Diwali Par
Naa Baatein Hum Sabko Mithai
Baatein Toh Sirf Baatein Mithaas
Aur Dein Sabko Badhaai
Mithaas Ke Bikharne Se
Har Ghar Khushali Hoti Hai
Uss Waqt Diwali Hoti Hai
Uss Waqt Diwali Hoti Hai

दिवाली मुबारक

जब प्रेम रस में बह जाओ तुम
जब बिन कारण मुस्काओ तुम
जब फूलों की सेज सजाओ तुम
जब हर बात निराली होती है
उस वक़्त दिवाली होती है
उस वक़्त दिवाली होती है

जब खुशी के सागर में डूबो तुम
जब बचपन की किलकारी से झूमो तुम
जब हर रात मतवाली होती है
उस वक़्त दिवाली होती है
उस वक़्त दिवाली होती है

जब मन मंदिर अंकुर फूटें
जब बागों में कोयल कूकें
जब हर जगह हरियाली होती है
उस वक़्त दिवाली होती है
उस वक़्त दिवाली होती है

आओ इस दिवाली पर
ना बाँटें हम सबको मिठाई
बाँटें तो सिर्फ़ बाँटें मिठास
और दें सबको बधाई
मिठास के बिखरने से
हर घर खुशहाली होती है
उस वक़्त दिवाली होती है
उस वक़्त दिवाली होती है।

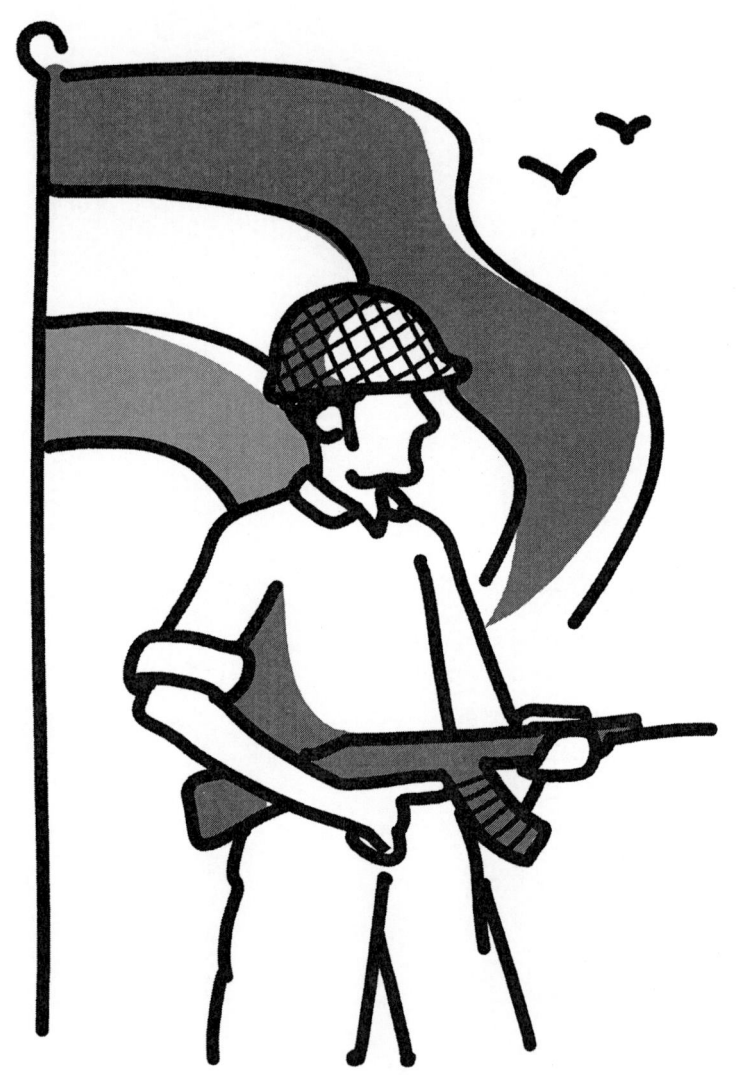

Shaan-E-Tiranga

Harra, Safed, Kesari
Aye Tirange Tu Mahaan Hai
Jab Lehraye Tu Aasmaan Mein
Utha Ek Ufaan Hai
Har Su Mein Ek Umang Hai
Tu Hi Hind Ki Shaan Hai
Tu Hi Bharat Ki Aan Hai
Tu Iss Desh Ki Baan Hai
Tujh Par Sab Qurbaan Hai
Tujh Par Sabko Maan Hai
Har Su Mein Ek Umang Hai
Tu Hi Hind Ki Shaan Hai

Tujhse Humara Wajood Hai
Tujhse Humara Rasookh Hai
Tujhse Hi Hai Bandagi
Tu Hi Humari Jaan Hai
Har Su Mein Ek Umang Hai
Tu Hi Hind Ki Shaan Hai

Kanya Se Kashmir Tak
Tera Hi Saroor Hai
Har Jawan Ke Dil Mein
Tera Hi Guroor Hai
Sarhad Par Baandhe Kafan
Karte Tera Gungaan Hai

Har Su Mein Ek Umang Hai
Tu Hi Hind Ki Shaan Hai
Harra, Safed, Kesari
Aye Tirange Tu Mahaan Hai

शान-ए-तिरंगा

हरा, सफ़ेद, केसरी
ए तिरंगे तू महान है
जब लहराए तू आसमान में
उठा एक उफान है
हर सु में एक उमंग है
तू ही हिंद की शान है
तू ही भारत की आन है
तू इस देश की बान है
तुझ पर सब कुरबान है
तुझ पर सबको मान है
हर सु में एक उमंग है
तू ही हिंद की शान है

तुझसे हमारा वजूद है
तुझसे हमारा रसूख़ है
तुझसे ही है बंदगी
तू ही हमारी जान है
हर सु में एक उमंग है
तू ही हिंद की शान है

कन्या से कश्मीर तक
तेरा ही सुरूर है
हर जवान के दिल में
तेरा ही ग़रूर है
सरहद पर बाँधे कफ़न
करते तेरा गुणगान है

हर सु में एक उमंग है
तू ही हिंद की शान है
हरा, सफ़ेद, केसरी
ए तिरंगे तू महान है।

Khud-B-Khud

Mehnat Itni Khamoshi Se Karo
Ki Safalta Khud-B-Khud Chal Ke Aaye
Prarthana Itni Lagan Se Karo Ki
Eishwar Khud-B-Khud Saamne Aaye

Padhai Aise Karo Ki Har
Pariksha Mein Uteern Ho Jayein
Likhayee Aisi Ho Ki Shabdkosh
Sangeen Ho Jayein

Saaz Uthe Toh Sab Sangeet Mein
Vileen Ho Jayein
Geet Gungunaye Toh Aise Ki Mehfilein
Rangeen Ho Jayein

Mohabbat Karo Toh Aise Ki
Woh Ek Ibaadat Lage
Uske Dil Mein Khud-B-Khud Tumhare
Liye Ek Pyaar Jage

Zindagi Mein Kuch Bhi Karo
Bas Aanch Na Aane Paaye
Har Kaam Aise Lagan Se Karo
Jo Tumahri Izzat Badhaye
Mehnat Itni Khamoshi Se Karo
Ki Safalta Khud-B-Khud Chal Ke Aaye

Mehnat Itni Khamoshi Se Karo
Ki Safalta Khud-B-Khud Chal Ke Aaye

खुद-ब-खुद

मेहनत इतनी ख़ामोशी से करो
कि सफलता खुद-ब-खुद चल के आए
प्रार्थना इतनी लगन से करो कि
ईश्वर खुद-ब-खुद सामने आए

पढ़ाई ऐसे करो कि हर
परीक्षा में उत्तीर्ण हो जाएँ
लिखाई ऐसी हो कि शब्दकोश
संगीन हो जाएँ

साज़ उठे तो सब संगीत में
विलीन हो जाएँ
गीत गुनगुनाए तो ऐसे कि महफिलें
रंगीन हो जाएँ

मोहब्बत करो तो ऐसे कि
वो एक इबादत लगे
उसके दिल में खुद-ब-खुद तुम्हारे
लिए एक प्यार जगे

ज़िंदगी में कुछ भी करो
बस आँच ना आने पाए
हर काम ऐसे लगन से करो
जो तुम्हारी इज़्ज़त बढ़ाए
मेहनत इतनी ख़ामोशी से करो
कि सफलता खुद-ब-खुद चल के आए

मेहनत इतनी ख़ामोशी से करो
कि सफलता खुद-ब-खुद चल के आए।

Dil Ki Dhadkan

Iss Dil Ki Dhadkano Mein
Aise Tum Ho Samaye
Bikhra Saa Khwab Koi
Sachh Ho Ke Muskuraye

Aye Mere Nadaan Sitamgar
Ab Mere Tum Ban Jao
Apni Bebaak Mehak Se
Inn Aankhon Mein Sann Jao
Aise Dilkash Safar Ki Kabhi
Manzil Na Aane Paaye
Iss Dil Ki Dhadkano Mein
Aise Tum Ho Samaye
Bikhra Saa Khwab Koi
Sachh Ho Ke Muskuraye

Noor Tera Hai Jo Chalakta
Kehta Hai Yeh Afsaana
Aankhein Gulaabi Teri
Jaane Hai Yeh Sara Zamaana
Raaz Jo Tere Sagar Se Gehare
Hum Toh Samajh Na Paaye
Iss Dil Ki Dhadkano Mein
Aise Tum Ho Samaye
Bikhra Saa Khwab Koi
Sachh Ho Ke Muskuraye

दिल की धड़कन

इस दिल की धड़कनों में
ऐसे तुम हो समाए
बिखरा सा ख़्वाब कोई
सच हो के मुस्कुराए

ए मेरे नादान सितमगर
अब मेरे तुम बन जाओ
अपनी बेबाक महक से
इन आँखों में सन जाओ
ऐसे दिलकश सफ़र की कभी
मंज़िल ना आने पाए
इस दिल की धड़कनों में
ऐसे तुम हो समाए
बिखरा सा ख़्वाब कोई
सच हो के मुस्कुराए

नूर तेरा है जो छलकता
कहता है ये अफ़साना
आँखें गुलाबी तेरी
जाने है ये सारा ज़माना
राज़ जो तेरे सागर से गहरे
हम तो समझ ना पाए
इस दिल की धड़कनों में
ऐसे तुम हो समाए
बिखरा सा ख़्वाब कोई
सच हो के मुस्कुराए।

Mere Humnawaaz

Kayee Baras Pehle
Ek Mulaqat Ek Kissa Ban Gayi
Meri Humnawaaz Meri Zindagi Ka
Ek Hissa Ban Gayi

Woh Hi Itrr Aur Sharab
Ki Haseen Beti Thi
Kabhi Mehka Deti Thi Toh
Kabhi Behaka Deti Thi

Uske Zulf Lehraane Par
Fizayein Rangeen Ho Jaati Thi
Uske Palkein Jhukane Par
Baharein Haseen Ho Jaati Thi

Uska Naam Loon Zubaan Pe
Ya Uske Aage Apna Sar Jhuka Loon
Mera Pyaar Keh Raha Tha
Ki Main Usse Khuda Bana Doon

Hazaaron Phool Khilte Hain
Jahan Baadal Baras Jaata Tha
Mera Humsafar Saaye Ki Tarah
Mere Sath Reh Paata Tha

Kayee Baras Pehle
Ek Mulaqat Ek Kissa Ban Gayi
Meri Humnawaaz Meri Zindagi Ka
Ek Hissa Ban Gayi

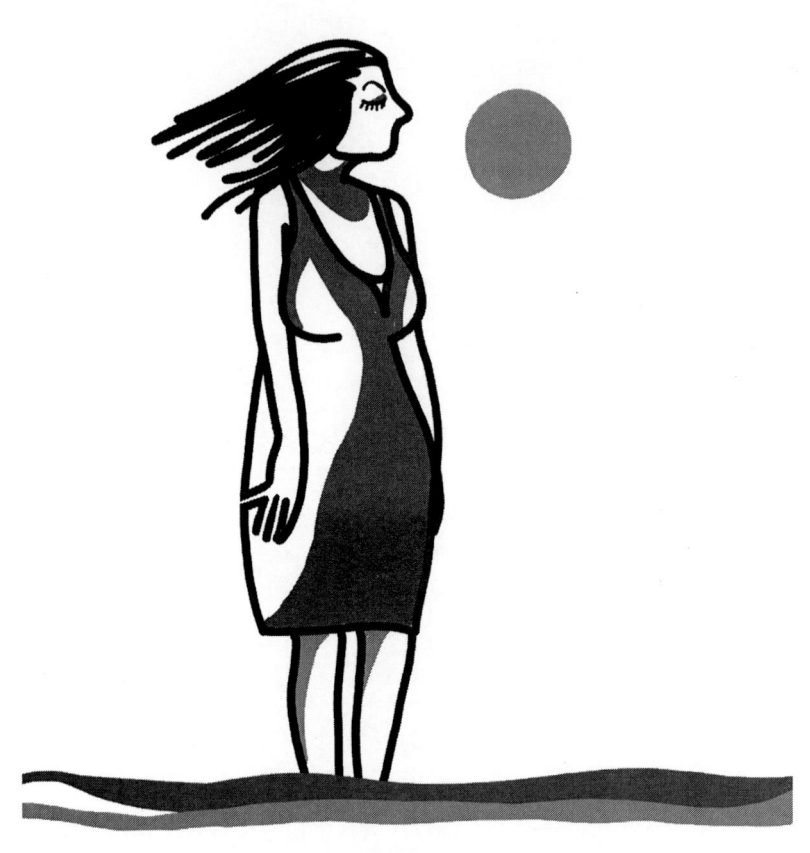

मेरे हमनवाज़

कई बरस पहले
एक मुलाक़ात एक क़िस्सा बन गई
मेरी हमनवाज़ मेरी ज़िंदगी का
एक हिस्सा बन गई

वो ही इत्र और शराब
की हसीन बेटी थी
कभी महका देती थी तो
कभी बहका देती थी

उसके ज़ुल्फ़ लहराने पर
फ़िज़ाएँ रंगीन हो जाती थीं
उसके पलकें झुकाने पर
बहारें हसीन हो जाती थीं

उसका नाम लूँ ज़ुबान पे
या उसके आगे अपना सिर झुका लूँ
मेरा प्यार कह रहा था
कि मैं उसे ख़ुदा बना दूँ

हज़ारों फूल खिलते हैं
जहाँ बादल बरस जाता था
मेरा हमसफ़र साए की तरह
मेरे साथ रह पाता था

कई बरस पहले
एक मुलाक़ात एक क़िस्सा बन गई
मेरी हमनवाज़ मेरी ज़िंदगी का
एक हिस्सा बन गई।

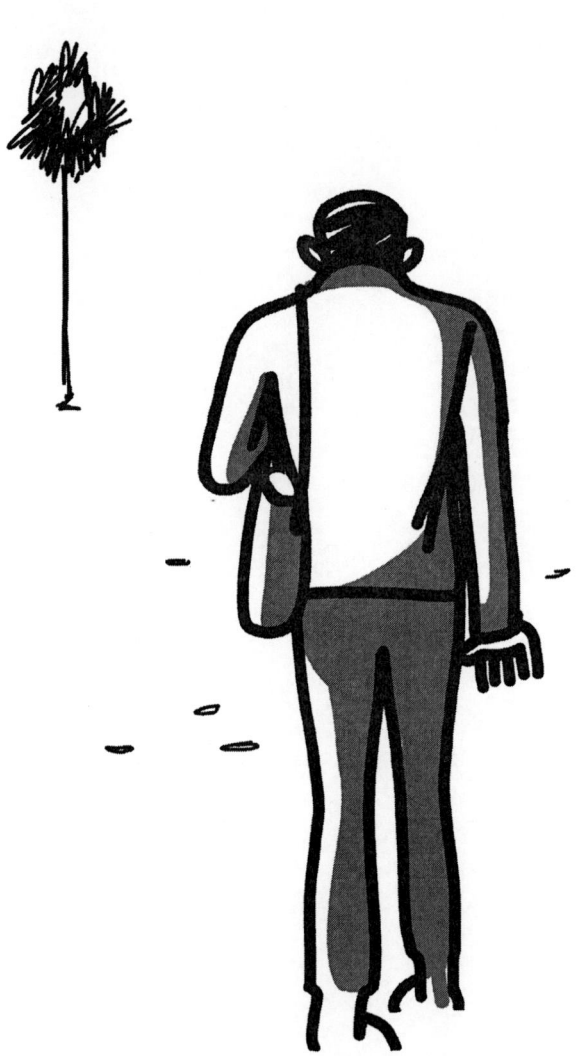

Alvida Aye Dost

Naa Ab Tu Aise Aahein Bhar
Naa Ab Tu Meri Raah Dekh
Naa Mujhe Dekh Kar Tu Muskura
Bas Tu Mujhe Muskura Kar Dekh

Naa Ab Chup Chaya Mein Meri
Naa Ab Rahega Tu Lagte Jigar
Simatt Ke Rehna Seekh Le Tu
Kashmkash Mein Jayega Tu Bikhar

Tu Apna Manzar Dhoondh Le
Hain Apne Phasle Anek
Naa Mujhe Dekh Kar Tu Muskura
Bas Tu Mujhe Muskura Kar Dekh

Mausam Ki Rawani Ka Apna Ek Andaaz Tha
Mere Dil Mein Tere Liye Ajeeb Sa Ehsaas Tha

Ab Jaa Chuka Hoon Main Door Bahut
Shayad Humara Yahin Tak Saath Tha
Tu Naya Saathi Dhoondh Le
Naa Rakh Yeh Hasrat Ek
Naa Mujhe Dekh Kar Tu Muskura
Bas Tu Mujhe Muskura Kar Dekh

Naa Ab Tu Aise Aahein Bhar
Naa Ab Tu Meri Raah Dekh
Naa Mujhe Dekh Kar Tu Muskura
Bas Tu Mujhe Muskura Kar Dekh

अलविदा ए दोस्त

ना अब तू ऐसे आहें भर
ना अब तू मेरी राह देख
ना मुझे देख कर तू मुस्कुरा
बस तू मुझे मुस्कुरा कर देख

ना अब छुप छाया में मेरी
ना अब रहेगा तू लगते जिगर
सिमट के रहना सीख ले तू
कशमकश में जाएगा तू बिखर

तू अपना मंज़र ढूँढ़ ले
हैं अपने फासले अनेक
ना मुझे देख कर तू मुस्कुरा
बस तू मुझे मुस्कुरा कर देख

मौसम की रवानी का अपना एक अंदाज़ था
मेरे दिल में तेरे लिए अजीब सा एहसास था

अब जा चुका हूँ मैं दूर बहुत
शायद हमारा यहीं तक साथ था
तू नया साथी ढूँढ़ ले
ना रख ये हसरत एक
ना मुझे देख कर तू मुस्कुरा
बस तू मुझे मुस्कुरा कर देख

ना अब तू ऐसे आहें भर
ना अब तू मेरी राह देख
ना मुझे देख कर तू मुस्कुरा
बस तू मुझे मुस्कुरा कर देख

Mumkin Na Samjha

Unko Dil Ka Haal Bataana
Bas Yun Hi Mumkin Na Samjha
Humne Aur Gehrayee Mein Jaana
Bas Yun Hi Mumkin Na Samjha

Jab Badhti Hui Dooriyon Ka
Ehsaas Unhe Ho Gaya
Humne Unko Ehsaas Dilana
Bas Yun Hi Mumkin Na Samjha

Chahat Mein Ruswa Sare Bazaar Ho Gaye
Chot Bhi Gehari Lagi Aur
Khud Hi Gunhegaar Ho Gaye
Unhe Beete Lamhon Ko Ginana
Bas Yun Hi Mumkin Na Samjha
Unko Dil Ka Haal Bataana
Bas Yun Hi Mumkin Na Samjha

Guroor Unko Hona Lazmi Tha
Kaha Tha Humne Unse Yeh Hi
Tum Khuda Ka Noor Ho Aur
Ho Khuda Se Kumm Nahi
Sabki Nigahon Mein Unko Giraana
Bas Yun Hi Mumkin Na Samjha
Unko Dil Ka Haal Bataana
Bas Yun Hi Mumkin Na Samjha

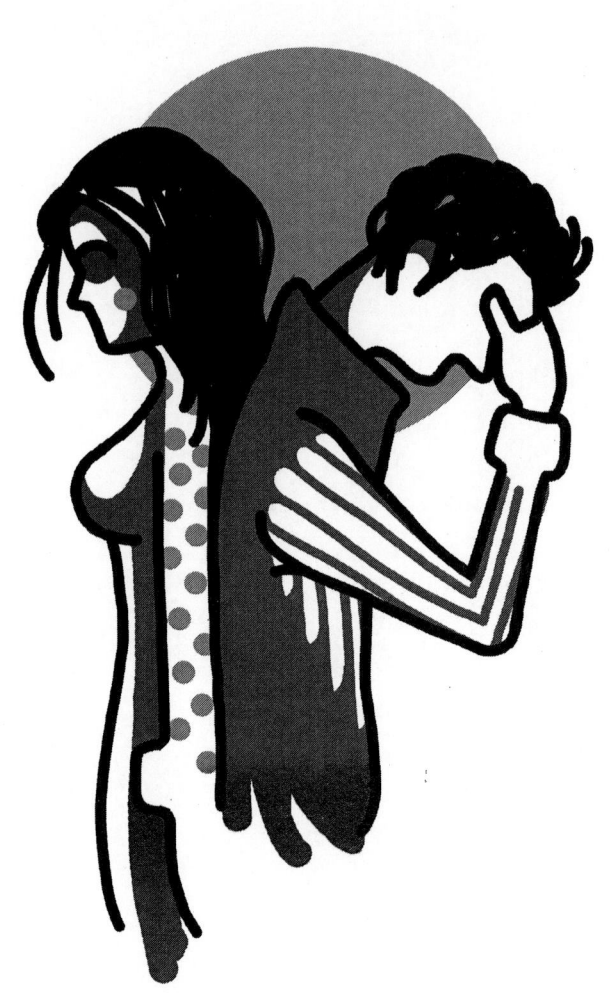

मुमकिन ना समझा

उनको दिल का हाल बताना
बस यूँ ही मुमकिन ना समझा
हमने और गहराई में जाना
बस यूँ ही मुमकिन ना समझा

जब बढ़ती हुई दूरियों का
एहसास उन्हें हो गया
हमने उनको एहसास दिलाना
बस यूँ ही मुमकिन ना समझा

चाहत में रुसवा सरे बाज़ार हो गए
चोट भी गहरी लगी और
खुद ही गुनहगार हो गए
उन्हें बीते लमहों को गिनाना
बस यूँ ही मुमकिन ना समझा
उनको दिल का हाल बताना
बस यूँ ही मुमकिन ना समझा

ग़रूर उनको होना लाज़िमी था
कहा था हमने उनसे ये ही
तुम खुदा का नूर हो और
हो खुदा से कम नहीं
सबकी निगाहों में उनको गिराना
बस यूँ ही मुमकिन ना समझा
उनको दिल का हाल बताना
बस यूँ ही मुमकिन ना समझा।

Bewafa

Bewafa Jo Tum Hue Sanam
Ujadi Humare Khumaar Ki Basti
Iss Ishq Ke Sagar Mein
Doob Gayi Pyaar Ki Kashti

Ab Sochta Hoon Tumko Bhi
Kaise Main Tadpaaon Zyada
Tum Intezaar Karti Raho
Aur Main Bhool Jaaoon Vaada

Khoob Nibhti Zindagi Hum Dono Ki
Mere Jaisi Tu Bhi Thi
Jitna Jhootha Main Nikla
Utni Hi Jhoothi Tu Bhi Thi

Tere Har Nakhre Sahoon
Aisa Main Talabgaar Nahin
Tere Liye Aahein Bharoon
Itna Bhi Main Laachaar Nahin
Bewafa Jo Tum Hue Sanam
Ujdi Humare Khumaar Ki Basti
Iss Ishq Ke Sagar Mein
Doob Gayi Pyaar Ki Kashti

बेवफ़ा

बेवफ़ा जो तुम हुए सनम
उजड़ी हमारे खुमार की बस्ती
इस इश्क के सागर में
डूब गई प्यार की कश्ती

अब सोचता हूँ तुमको भी
कैसे मैं तड़पाऊँ ज़्यादा
तुम इंतज़ार करती रहो
और मैं भूल जाऊँ वादा

खूब निभती ज़िंदगी हम दोनों की
मेरे जैसी तू भी थी
जितना झूठा मैं निकला
उतनी ही झूठी तू भी थी

तेरे हर नखरे सहूँ
ऐसा मैं तलबगार नहीं
तेरे लिए आहें भरूँ
इतना भी मैं लाचार नहीं
बेवफ़ा जो तुम हुए सनम
उजड़ी हमारे खुमार की बस्ती
इस इश्क के सागर में
डूब गई प्यार की कश्ती।

Khwahishein Naa Hui Khatam

Zindagi Ki Khwahishein Naa Hui Khatam
Naa Mila Sukoon Kabhi Naa Hi Mila Sanam
Umeedon Ki Kashti Mein Hum Behte Chale Gaye
Teri Aarzoo Mein Sare Dard Sehte Chale Gaye

Kuch Rishte Choot Ke Toot Gaye
Kuch Naate Rooth Ke Choot Gaye
Sunehre Awsaron Se Hum Na Jaane Kyun Chook Gaye
Phir Bhi Teri Bandagi Kabhi Hui Naa Kumm

Zindagi Ki Khwahishein Naa Hui Khatam
Naa Mila Sukoon Kabhi Naa Hi Mila Sanam
Nazrein Jo Usne Pher Lee
Zamaana Dushwar Ho Gaya
Wo Aib Gintee Rahin
Kissa Akhbaar Ho Gaya

Phir Bhi Unki Zustzu Kabhi Hui Na Kumm
Zindagi Ki Khwahishein Naa Hui Khatam
Naa Mila Sukoon Kabhi Naa Hi Mila Sanam

ख़्वाहिशें ना हुईं खतम

ज़िंदगी की ख़्वाहिशें ना हुईं खतम
ना मिला सुकून कभी ना ही मिला सनम
उम्मीदों की कश्ती में हम बहते चले गए
तेरी आरज़ू में सारे दर्द सहते चले गए

कुछ रिश्ते छूट के टूट गए
कुछ नाते रूठ के छूट गए
सुनहरे अवसरों से हम ना जाने क्यूँ चूक गए
फिर भी तेरी बंदगी कभी हुई ना कम

ज़िंदगी की ख़्वाहिशें ना हुईं खतम
ना मिला सुकून कभी ना ही मिला सनम
नज़रें जो उसने फेर लीं
ज़माना दुश्वार हो गया
वो ऐब गिनती रही
किस्सा अख़बार हो गया

फिर भी उनकी जुस्तजू कभी हुई ना कम
ज़िंदगी की ख़्वाहिशें ना हुईं खतम
ना मिला सुकून कभी ना ही मिला सनम।

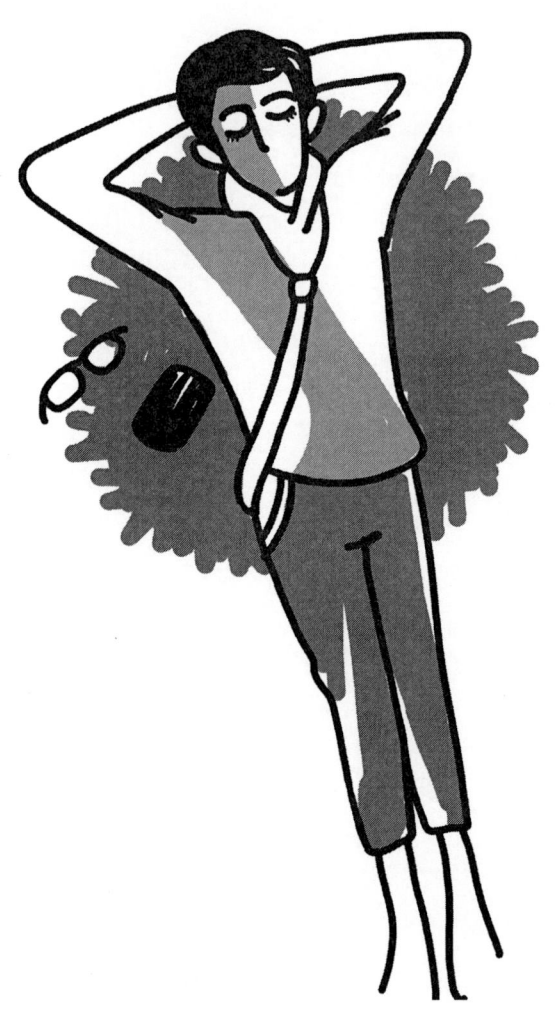

Shikastt

Ishq Mein Mile Saare Jahaan Ke Ghumm
Naa Rahe Zameen Ke Naa Aasmaan Ke Hum
Dil Bujh Sa Gaya Himmatein Ho Gayi Pastt
Tum Hi Batao Yeh Shikastt Hai Kiski Shikastt

Ek Din Yeh Zakhm Bhi Jayenge Yun Hi Bhar
Tum Iska Dilbar Na Kabhi Karna Zikar
Kaise Ab Jeeyunga Main Aye Mere Rehguzar
Tum Iski Ab Na Kabhi Karna Fikar
Yakeenan Ab Naa Jeeyunga Ho Kar Main Mast
Tum Hi Batao Yeh Shikastt Hai Kiski Shikastt

Choo Rahi Thi Tum Bulandia Aasmaan Ki
Main Baadlo Ke Beech Yun Hi Chupta Tha Raha
Akkad Jaata Main Toh Toot Jaata Rishta
Main Tha Naazuk Daali Jo Jhukta Hi Raha

Naa Raha Woh Mausam Naa Samaa Ab Rahega Badmast
Tum Hi Batao Yeh Shikastt Hai Kiski Shikastt

Ishq Mein Mile Saare Jahan Ke Ghumm
Naa Rahe Zameen Ke Naa Aasmaan Ke Hum
Dil Bujh Sa Gaya Himmatein Ho Gayi Pastt
Tum Hi Batao Yeh Shikastt Hai Kiski Shikastt

शिकस्त

इश्क में मिले सारे जहान के ग़म
ना रहे ज़मीन के ना आसमान के हम
दिल बुझ सा गया हिम्मतें हो गईं पस्त
तुम ही बताओ ये शिकस्त है किसकी शिकस्त

एक दिन ये ज़ख़्म भी जाएँगे यूँ ही भर
तुम इसका दिलबर ना कभी करना ज़िक्र
कैसे अब जिऊँगा मैं ए मेरे रहगुज़र
तुम इसकी अब ना कभी करना फ़िक्र
यकीनन अब ना जिऊँगा होकर मैं मस्त
तुम ही बताओ ये शिकस्त है किसकी शिकस्त

छू रही थी तुम बुलंदियाँ आसमान की
मैं बादलों के बीच यूँ ही छुपता था रहा
अकड़ जाता मैं तो टूट जाता रिश्ता
मैं था नाज़ुक डाली जो झुकता ही रहा

ना रहा वो मौसम ना समाँ अब रहेगा बदमस्त
तुम ही बताओ ये शिकस्त है किसकी शिकस्त

इश्क में मिले सारे जहान के ग़म
ना रहे ज़मीन के ना आसमान के हम
दिल बुझ सा गया हिम्मतें हो गईं पस्त
तुम ही बताओ ये शिकस्त है किसकी शिकस्त।

Tum Jo Mile

Main Toh Mehez Ek Shabnam Ka Katra Tha
Tum Jo Mile Toh Sagar Ban Gaya

Main Toh Mehez Ek Zarra Tha
Tum Jo Mile Toh Sehra Ban Gaya

Main Toh Mehez Ek Kaagaz Ka Tukda Tha
Tum Jo Mile Toh Ek Kitab Ban Gaya

Main Toh Mehez Ek Bejaan Patthar Tha
Tum Jo Mile Toh Imart-E Taj Ban Gaya

Main Toh Mehez Ek Dhaaga Tha
Tum Jo Mile Toh Libaas Ban Gaya

Main Toh Mehez Be-Adab Awara Tha
Tum Jo Mile Toh Surkhab Ban Gaya

Main Toh Mehez Anpadh Gawaar Tha
Tum Jo Mile Toh Vidhwan Ban Gaya

Main Toh Mehez Ek Badnaseeb Kafir Tha
Tum Jo Mile Toh Sabki Aan Ban Gaya

Mai Toh Mehez Ek Banjar Zameen Tha
Tum Jo Mile Toh Gulistaan Ban Gaya

Main Toh Mehez Ek Shabnam Ka Katra Tha
Tum Jo Mile Toh Sagar Ban Gaya

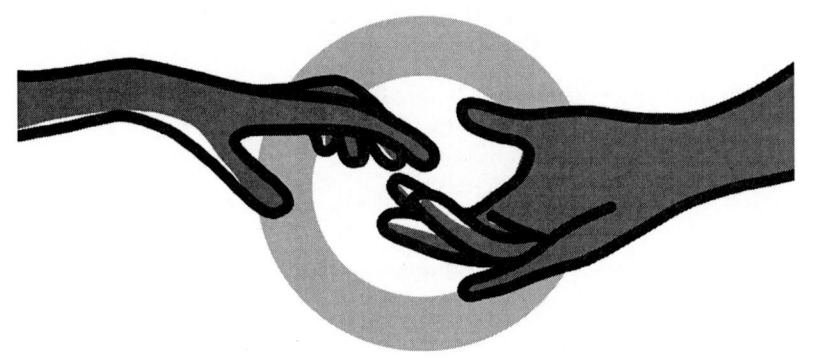

तुम जो मिले

मैं तो महज़ एक शबनम का कतरा था
तुम जो मिले तो सागर बन गया

मैं तो महज़ एक ज़र्रा था
तुम जो मिले तो सेहरा बन गया

मैं तो महज़ एक काग़ज़ का टुकड़ा था
तुम जो मिले तो एक किताब बन गया

मैं तो महज़ एक बेजान पत्थर था
तुम जो मिले तो इमारत-ए ताज बन गया

मैं तो महज़ एक धागा था
तुम जो मिले तो लिबास बन गया

मैं तो महज़ बे-अदब आवारा था
तुम जो मिले तो सुरखाब बन गया

मैं तो महज़ अनपढ़ गँवार था
तुम जो मिले तो विद्वान बन गया

मैं तो महज़ एक बदनसीब क़ाफ़िर था
तुम जो मिले तो सबकी आन बन गया

मैं तो महज़ एक बंजर ज़मीन था
तुम जो मिले तो गुलिस्ताँ बन गया

मैं तो महज़ एक शबनम का कतरा था
तुम जो मिले तो सागर बन गया।

Beete Hue Lamhe

Jo Chaman Ujad Gaya Usko Tu Abaad Na Kar
Beete Hue Lamhon Ko Bewajah Tu Yaad Na Kar

Na Ruki Hai Waqt Ki Gardishein
Na Yeh Kathor Zamaana Badla
Talaab Jab Sookh Gaye
Pakshiyon Ne Thikana Badla
Parinda Jo Bhool Gaya Udna
Usko Tu Azaad Na Kar
Beete Hue Lamhon Ko
Bewajah Tu Yaad Na Kar

Hara Bhara Boota Na Sahi
Khushk Ghaas Toh Rehne Doh
Zameen Ke Tapte Jism Par
Kuch Libaas Toh Rehne Doh
Jo Manzar Guzar Gaya
Uska Tu Aagaz Na Kar
Beete Hue Lamhon Ko
Bewajah Tu Yaad Na Kar

Jo Chaman Ujad Gaya Usko Tu Abaad Na Kar
Beete Hue Lamhon Ko Bewajah Tu Yaad Na Kar

बीते हुए लम्हें

जो चमन उजड़ गया उसको तू आबाद ना कर
बीते हुए लम्हों को बेवजह तू याद ना कर

ना रुकी है वक़्त की गरदिशें
ना ये कठोर ज़माना बदला
तालाब जब सूख गए
पक्षियों ने ठिकाना बदला
परिंदा जो भूल गया उड़ना
उसको तू आज़ाद ना कर
बीते हुए लम्हों को
बेवजह तू याद ना कर

हरा भरा बूटा ना सही
खुश्क घास तो रहने दो
ज़मीन के तपते जिस्म पर
कुछ लिबास तो रहने दो
जो मंज़र गुज़र गया
उसका तू आगाज़ ना कर
बीते हुए लम्हों को
बेवजह तू याद ना कर

जो चमन उजड़ गया उसको तू आबाद ना कर
बीते हुए लम्हों को बेवजह तू याद ना कर।

Beimaani Tera Aasra

Beimaani Aur Dhokha Hi Iss Duniya Ka Aadhar Hai
Iss Baat Par Dil Mera Behad Sharamsaar Hai
Aanchal Mein Kaante Hai Tere
Naa Koi Gulaar Hai
Beimaani Aur Dhokha Hi Iss Duniya Ka Aadhar Hai

Aaj Kal Jise Bhi Dekho
Woh Hawa Mein Behta Hai
Zameen Par Pair Hai Nahin
Aur Aasmaan Mein Rehta Hai
Har Peher Mein Chhal Hai
Kisi Par Naa Aitbaar Hai
Beimaani Aur Dhokha Hi Iss Duniya Ka Aadhar Hai

Paise Ki Khanak Mein
Sab Sarabor Hain Ho Rahe
Har Taraf Paise Ki
Jai Jaikaar Mein Kho Rahe
Har Taraf Ghamand Hai
Gunahon Ki Bharmaar Hai
Beimaani Aur Dhokha Hi Iss Duniya Ka Aadhar Hai
Iss Baat Par Dil Mera Behad Sharamsaar Hai
Beimaani Aur Dhokha Hi Iss Duniya Ka Aadhaar Hai

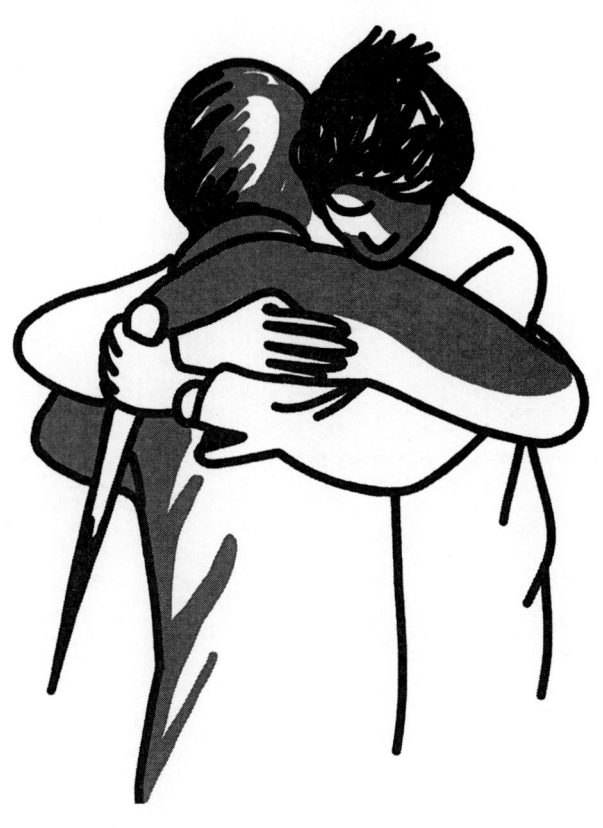

बेईमानी तेरा आसरा

बेईमानी और धोखा ही इस दुनिया का आधार है
इस बात पर दिल मेरा बेहद शरमसार है
आँचल में काँटे हैं तेरे
ना कोई गुलार है
बेईमानी और धोखा ही इस दुनिया का आधार है

आज कल जिसे भी देखो
वो हवा में बहता है
ज़मीन पर पैर है नहीं
और आसमान में रहता है
हर पहर में छल है
किसी पर ना एतबार है
बेईमानी और धोखा ही इस दुनिया का आधार है

पैसे की खनक में
सब सराबोर हैं हो रहे
हर तरफ़ पैसे की
जय जयकार में खो रहे
हर तरफ़ घमंड है
गुनाहों की भरमार है
बेईमानी और धोखा ही इस दुनिया का आधार है
इस बात पर दिल मेरा बेहद शरमसार है
बेईमानी और धोखा ही इस दुनिया का आधार है।

Meherbani

Aye Khuda Itni Meherbani Banaye Rakhna
Jo Raasta Sahi Ho Ussi Par Chalaye Rakhna

Naa Dil Dukhe Kisi Ka
Naa Dard Mile Kisi Ko
Ho Saadgi Jeewan Mein
Bas Sabab Mile Sabhi Ko
Sabke Jeewan Ko
Bas Phoolon Se Sajaye Rakhna
Aye Khuda Itni
Meherbani Banaye Rakhna

Door Rahoon Main Unse
Jo Zulmon Ke Ho Saudagar
Door Rahoon Main Unse
Jo Dukhon Ko Kare Ujagar

Aise Logon Se Mujhe Hamesha Bachaye Rakhna
Aye Khuda Itni Meherbani Banaye Rakhna

Kismat Sabki Khush Ho Ke Muskuraye
Phoolon Ki Sej Si Zindagi Ho Jaye
Kisi Ko Bhi Dukh Na Kabhi Ho Pade Chakhna
Aye Khuda Itni Meherbani Banaye Rakhna
Jo Raasta Sahi Ho Ussi Par Chalaye Rakhna

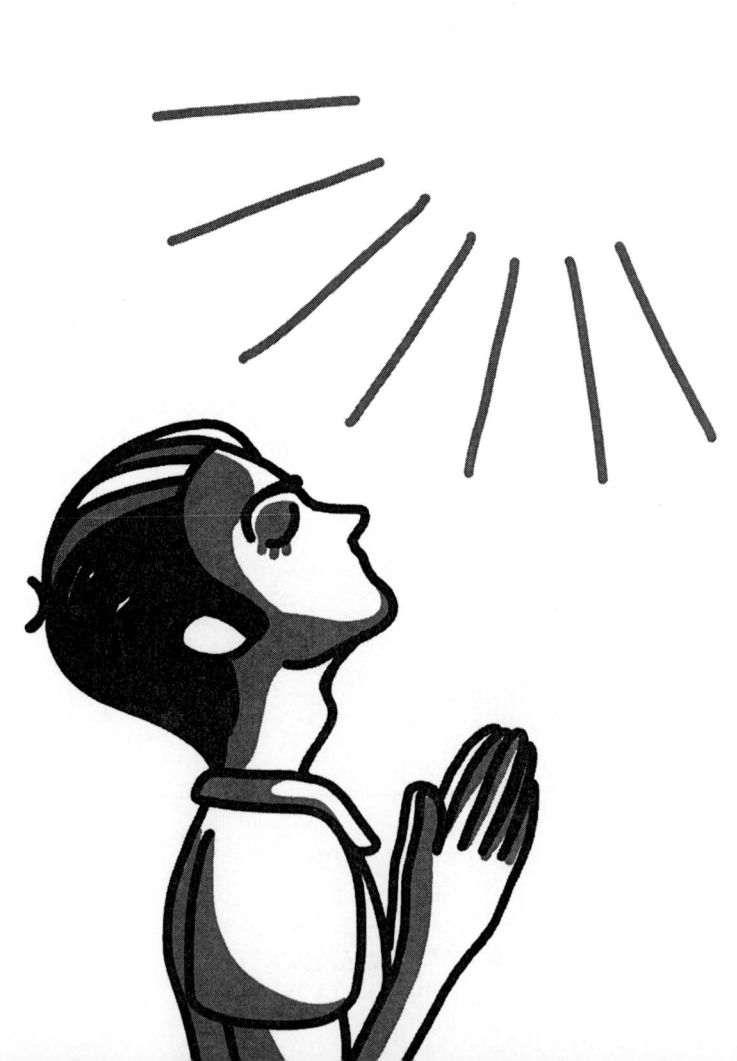

मेहरबानी

ए खुदा इतनी मेहरबानी बनाए रखना
जो रास्ता सही हो उसी पर चलाए रखना

ना दिल दुखे किसी का
ना दर्द मिले किसी को
हो सादगी जीवन में
बस सबब मिले सभी को
सबके जीवन को
बस फूलों से सजाए रखना
ए खुदा इतनी
मेहरबानी बनाए रखना

दूर रहूँ मैं उनसे
जो जुल्मों के हो सौदागर
दूर रहूँ मैं उनसे
जो दुखों को करे उजागर

ऐसे लोगों से मुझे हमेशा बचाए रखना
ए खुदा इतनी मेहरबानी बनाए रखना

क़िस्मत सबकी खुश हो के मुस्कुराए
फूलों की सेज सी ज़िंदगी हो जाए
किसी को भी दुख ना कभी हो पड़े चखना
ए खुदा इतनी मेहरबानी बनाए रखना
जो रास्ता सही हो उसी पर चलाए रखना।

Ruswainyaan

Naa Dhoondo Inn Hoton Pe Alfaz-E-Mohabbat,
Inn Labon Pe Ruswaiyon Ke Tarane Milenge
Naa Dhoondo Iss Chehre Pe Khushi Ki Lehrein,
Udaasi Ke Kayee Fasaane Milenge

Naa Dhoondo Yahan Mandir Ya Kaaba,
Iss Badnaam Shehar Mein Maikhane Milenge
Naa Dhoondo Sabab Iss Mohobbat-E-Ishq Ka,
Bas Zulm-O-Sitam Ke Khazaane Milenge

Naa Dhoondo Neki Mere Zehen Mein,
Gunahon Ke Yahan Karkhane Milenge
Jo Le Jaayen Kashti Seedhe Toofan Mein,
Aise Kahaan Aashiq Sayane Milenge

Na Dhoondo Inn Hoton Pe Alfaz-E-Mohobbat,
Inn Labon Pe Ruswaiyon Ke Tarane Milenge
Na Dhundo Iss Chehre Pe Khushi Ki Lehrein,
Udasi Ke Kayee Fasane Milenge

रुसवाइयाँ

ना ढूँढ़ो इन होंठों पे अलफ़ाज़-ए-मोहब्बत,
इन लबों पे रुसवाइयों के तराने मिलेंगे
ना ढूँढ़ो इस चेहरे पे खुशी की लहरें,
उदासी के कई फसाने मिलेंगे

ना ढूँढ़ो यहाँ मंदिर या काबा,
इस बदनाम शहर में मयखाने मिलेंगे
ना ढूँढ़ो सबब इस मोहब्बत-ए-इश्क का,
बस जुल्म-ओ-सितम के ख़ज़ाने मिलेंगे

ना ढूँढ़ो नेकी मेरे ज़हन में,
गुनाहों के यहाँ कारखाने मिलेंगे
जो ले जाएँ कश्ती सीधे तूफ़ान में,
ऐसे कहाँ आशिक़ सयाने मिलेंगे

ना ढूँढ़ो इन होंठों पे अलफ़ाज़-ए-मोहब्बत,
इन लबों पे रुसवाइयों के तराने मिलेंगे
ना ढूँढ़ो इस चेहरे पे खुशी की लहरें,
उदासी के कई फसाने मिलेंगे।

Santaap

Jitna Dauroge Daulat Ke Peeche
Tanaav Utna Hi Zyada Hoga
Jiyoge Tum Jab Saadgi Se
Tanaav Tumhara Aadha Hoga

Patjhad Mein Patte Girte Hain
Nazaron Se Girne Ka Nahi Mausam
Naeiki Kar Kuen Mein Daal Bande
Isse Badh Kar Nahi Hai Koi Karm

Harsh, Ulaas, Aamod, Pramod
Yahi Jeewan Ka Saar Banein
Uchitt Raah Ko Apna Kar
Karuna Daya Ka Aadhar Banein

Agar Saath Doge Makkaron Ka
Milaoge Unki Haan Mein Haan
Wahi Log Kar Denge Tumhe
Kisi Na Kisi Morr Par Tabaah

Tyago Daulat Ke Lalach Ko
Ban Jao Tum Bhi Avtaar
Har Lo Tum Santaap Jug Ka
Mita Do Duniya Se Andhkaar
Har Lo Tum Santaap Jug Ka
Mita Do Duniya Ke Andhkaar

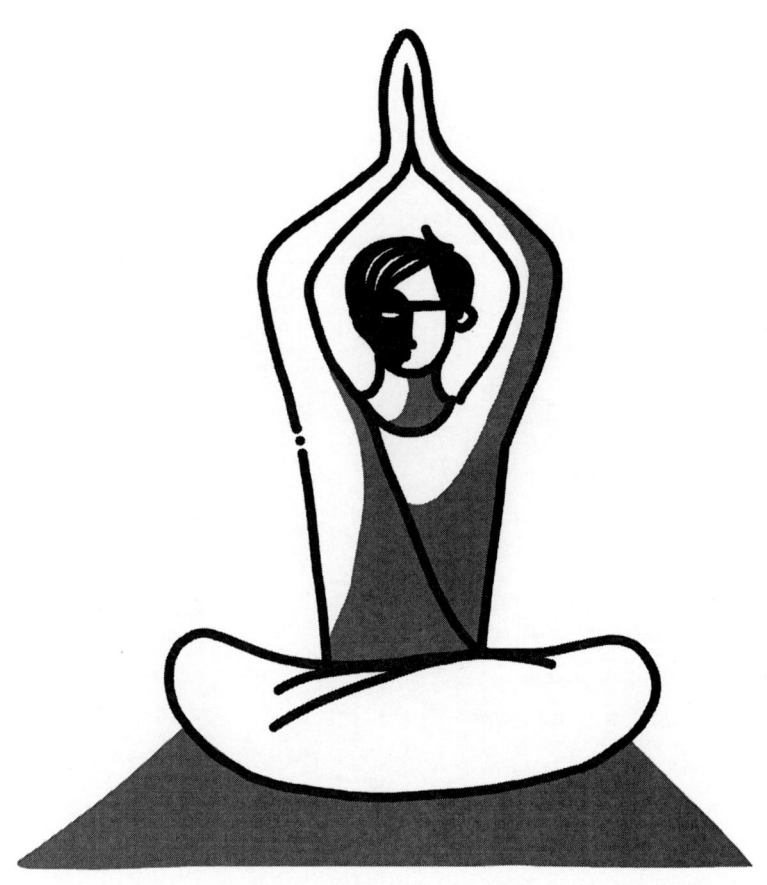

संताप

जितना दौड़ोगे दौलत के पीछे
तनाव उतना ही ज़्यादा होगा
जिओगे तुम जब सादगी से
तनाव तुम्हारा आधा होगा

पतझड़ में पत्ते गिरते हैं
नज़रों से गिरने का नहीं मौसम
नेकी कर कुएँ में डाल बंदे
इससे बढ़कर नहीं है कोई करम

हर्ष, उल्लास, आमोद, प्रमोद
यही जीवन का सार बनें
उचित राह को अपना कर
करुणा दया का आधार बनें

अगर साथ दोगे मक्कारों का
मिलाओगे उनकी हाँ में हाँ
वही लोग कर देंगे तुम्हें
किसी ना किसी मोड़ पर तबाह

त्यागो दौलत के लालच को
बन जाओ तुम भी अवतार
हर लो तुम संताप जग का
मिटा दो दुनिया से अंधकार
हर लो तुम संताप जग का
मिटा दो दुनिया के अंधकार।

Tera Deedaar

Jo Main Dekhu Teri Aankhein
Toh Dil Kya Main Jaan Bhi Nisaar Karoon
Tere Ishq Ki Main Yaadein
Main Yaadein Odh Loon
Jo Bhi Raasta Mile Main
Main Tujhse Jod Loon
Tu Hi Toh Rehbar Mera

Dekhta Hoon Main Jidhar Bhi
Main Tera Hi Tera Deedaar Karoon
Jo Main Dekhu Teri Aankhein
Toh Dil Kya Main Jaan Bhi Nisaar Karoon

Tere Liye Main Marjaawan
Tu Jo Kahe Karjaawan
Tere Ishq Mein Yaaraa
Mera Dil Bhi Hai Hara
Mujhe Rooh Mein Basa Lo
Sarmaya Hoon Tumhara
Tu Hi Toh Rehbar Mera

Dekhta Hoon Main Jidhar Bhi
Main Tera Hi Tera Deedaar Karoon
Jo Main Dekhu Teri Aankhein
Toh Dil Kya Main Jaan Bhi Nisaar Karoon

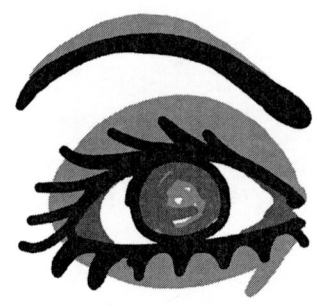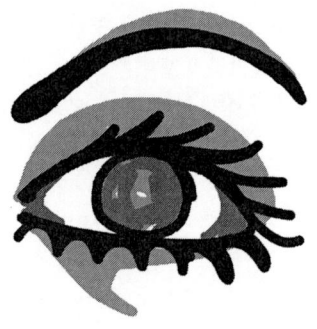

तेरा दीदार

जो मैं देखूँ तेरी आँखें
तो दिल क्या मैं जान भी निसार करूँ
तेरे इश्क की मैं यादें
मैं यादें ओढ़ लूँ
जो भी रास्ता मिले मैं
मैं तुझसे जोड़ लूँ
तू ही तो रहबर मेरा

देखता हूँ मैं जिधर भी
मैं तेरा ही तेरा दीदार करूँ
जो मैं देखूँ तेरी आँखें
तो दिल क्या मैं जान भी निसार करूँ

तेरे लिए मैं मरजावाँ
तू जो कहे करजावाँ
तेरे इश्क में यारा
मेरा दिल भी है हारा
मुझे रूह में बसा लो
सरमाया हूँ तुम्हारा
तू ही तो रहबर मेरा

देखता हूँ मैं जिधर भी
मैं तेरा ही तेरा दीदार करूँ
जो मैं देखूँ तेरी आँखें
तो दिल क्या मैं जान भी निसार करूँ।

Shaahe Khuba

Aa Jaan-E-Jaan Pyaar Kar Loon Main Tujhe
Hai Dil Jawan Pyaar Kar Loon Main Tujhe
Teri Adaa Jaana Sabse Juda
Main Toh Fida Hua Tujhpe Fida
Jaane Iss Dil Ko Mere Kya Ho Gaya
Ooh! Shaahe Khuba Meri Shaahe Khuba
Jane Iss Dil Ko Mere Kya Ho Gaya
Aa Jaan-E-Jaan Pyaar Kar Loon Main Tujhe
Hai Dil Jawan Pyaar Kar Loon Main Tujhe

Khoya Hua Yeh Dil Ka Karaar Hai
Chaya Hua Yeh Kaisa Khumaar Hai
Dil Yeh Hua Hai Deewana
Tune Magar Yeh Na Jaana
Aao Toh Hum Batayein
Raaz-E-Dil Hum Sunaye
Teri Adaa Jaana Sabse Juda
Main Toh Fida Hua Tujhpe Fida
Jaane Iss Dil Ko Mere Kya Ho Gaya
Ooh! Shaahe Khuba Meri Shaahe Khuba
Jane Iss Dil Ko Mere Kya Ho Gaya
Aa Jaan-E-Jaan Pyaar Kar Loon Main Tujhe
Hai Dil Jawan Pyaar Kar Loon Main Tujhe

शाहे खूबा

आ जान-ए-जान प्यार कर लूँ मैं तुझे
है दिल जवान प्यार कर लूँ मैं तुझे
तेरी अदा जाना सबसे जुदा
मैं तो फ़िदा हुआ तुझपे फ़िदा
जाने इस दिल को मेरे क्या हो गया
ओह! शाहे खूबा मेरी शाहे खूबा
जाने इस दिल को मेरे क्या हो गया
आ जान-ए-जान प्यार कर लूँ मैं तुझे
है दिल जवान प्यार कर लूँ मैं तुझे

खोया हुआ ये दिल का क़रार है
छाया हुआ ये कैसा खुमार है
दिल ये हुआ है दीवाना
तूने मगर ये ना जाना
आओ तो हम बताएँ
राज़-ए-दिल हम सुनाएँ
तेरी अदा जाना सबसे जुदा
मैं तो फ़िदा हुआ तुझपे फ़िदा
जाने इस दिल को मेरे क्या हो गया
ओह! शाहे खूबा मेरी शाहे खूबा
जाने इस दिल को मेरे क्या हो गया
आ जान-ए-जान प्यार कर लूँ मैं तुझे
है दिल जवान प्यार कर लूँ मैं तुझे।

Jannat-E-Kashmir

Sabki Hai Yeh Mannat, Kashmir Hai Ek Jannat

Yeh Kaisa Hai Manzar, Yeh Kaisi Dagar Hai
Naa Paane Ki Chinta, Naa Khone Ka Darr Hai
Dishayein Ho Kar Kahan Ja Rahe Ho
Lahu Apno Ka Hi Kyun Baha Rahe Ho
Yeh Kaisa Hai Manzar, Yeh Kaisi Dagar Hai
Naa Paane Ki Chinta, Naa Khone Ka Darr Hai

Hamii Nastu Hamii Nastu Hamii Nastu Hamii Nastu

Kyun Karte Bagawat Apno Se Hi Tum
Bekasi Hai Yeh Kaisi Jisme Jal Rahe Ho Tum
Bahut Dekhi Humne Sitamgar Ki Tolli
Bahut Kheli Khoon Ki Tumne Yeh Holi
Apni Zameen Hai Yeh, Apna Hi Ghar Hai
Yeh Kaisa Hai Manzar, Yeh Kaisi Dagar Hai

Humwattan Par Tum Barsate Ho Patthar
Apne Hi Jawaano Se Le Lete Ho Takkar
Kya Milega Bhar Ke Pattharon Ki Jholli
Kya Milega Tumhe Chhati Par Kha Ke Goli
Apna Wattan Hai Yeh, Apna Bassar Hai
Naa Paane Ki Chinta Naa Khone Ka Darr Hai
Yeh Kaisa Hai Manzar, Yeh Kaisi Dagar Hai

Gulistaan Watan Ka Ujard Kyun Gaya Hai

Mahaul Aman Ka Bigad Kyun Gaya Hai
Ek Si Hai Hasti, Ek Si Hai Boli
Neeyat Tumhari Fir Kyun Hai Dolli
Maa Ko Tumhari Lagta Kyun Darr Hai
Naa Paane Ki Chinta, Naa Khone Ka Darr Hai

Yeh Kaisa Hai Manzar, Yeh Kaisi Dagar Hai
Naa Paane Ki Chinta, Naa Khone Ka Darr Hai

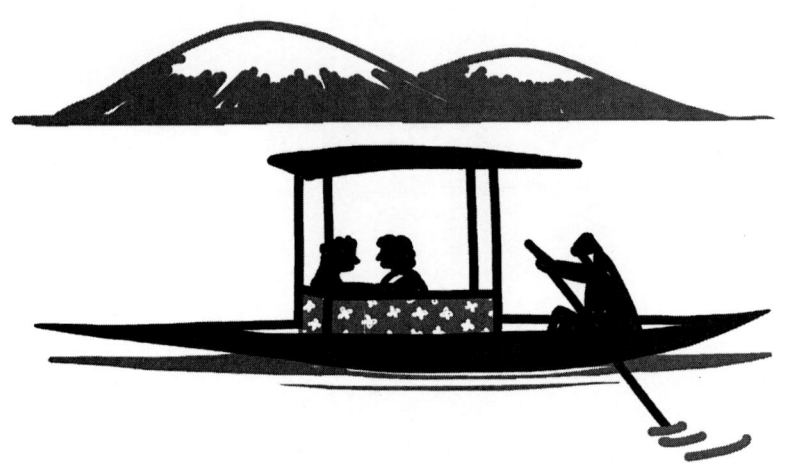

जन्नत-ए-कश्मीर

सबकी है ये मन्नत, कश्मीर है एक जन्नत

ये कैसा है मंज़र, ये कैसी डगर है
ना पाने की चिंता, ना खोने का डर है
दिशाएँ हो कर कहाँ जा रहे हो
लहू अपनों का ही क्यूँ बहा रहे हो
ये कैसा है मंज़र, ये कैसी डगर है
ना पाने की चिंता, ना खोने का डर है

हमीं नास्तु हमीं नास्तु हमीं नास्तु हमीं नास्तु

क्यूँ करते बग़ावत अपनों से ही तुम
बेकसी है ये कैसी जिसमें जल रहे हो तुम
बहुत देखी हमने सितमगर की टोली
बहुत खेली खून की तुमने ये होली
अपनी ज़मीन है ये, अपना ही घर है
ये कैसा है मंज़र, ये कैसी डगर है

हमवतन पर तुम बरसाते हो पत्थर
अपने ही जवानों से ले लेते हो टक्कर
क्या मिलेगा भर के पत्थरों की झोली
क्या मिलेगा तुम्हें छाती पर खा के गोली
अपना वतन है ये, अपना बसर है
ना पाने की चिंता, ना खोने का डर है
ये कैसा है मंज़र, ये कैसी डगर है

गुलिस्ताँ वतन का उजड़ क्यूँ गया है
माहौल अमन का बिगड़ क्यूँ गया है
एक सी है हस्ती, एक सी है बोली
नीयत तुम्हारी फिर क्यूँ है डोली
माँ को तुम्हारी लगता क्यूँ डर है
ना पाने की चिंता, ना खोने का डर है

ये कैसा है मंज़र, ये कैसी डगर है
ना पाने की चिंता, ना खोने का डर है।

Atal Dhwaja Hari Safed Kesari

Himgiri Ke Shring Par Khadi Hui
Samudra Ki Tarang Par Ardi Hui
Swadesh Mein Har Jagah Gadi Hui
Atal Dhwaja Hari, Safed, Kesari

Himgiri Ke Shring Par Khadi Hui
Samudra Ki Tarang Par Ardi Hui
Swadesh Mein Har Jagah Gadi Hui
Atal Dhwaja Hari, Safed, Kesari
Atal Dhwaja Hari, Safed, Kesari

Chalo Isey Salaam Aaj Sab Karein
Chalo Isey Pranaam Aaj Sab Karein
Ab Sada Isey Liye Hue Jiye
Ab Sada Isey Liye Hue Mare
Dushmano Ke Hosalon Ko Cheerti
Atal Dhwaja Hari, Safed, Kesari

Iss Dhwaja Mein Humari Aan Hai
Iss Dhwaja Mein Hi Humari Shaan Hai
Iss Dhwaja Ke Saayein Mein Nirbhay Jiyein
Iss Dhwaja Mein Hi Humari Jaan Hai
Parwaton Ki Chotiyon Ko Cheerti
Atal Dhwaja Hari, Safed, Kesari

Himgiri Ke Shring Par Khadi Hui
Samudra Ki Tarang Par Ardi Hui
Swadesh Mein Har Jagah Gadi Hui
Atal Dhwaja Hari, Safed, Kesari
Atal Dhwaja Hari, Safed, Kesari

अटल ध्वजा हरी सफ़ेद केसरी

हिमगिरी के शृंग पर खड़ी हुई
समुद्र की तरंग पर अड़ी हुई
स्वदेश में हर जगह गढ़ी हुई
अटल ध्वजा हरी, सफ़ेद, केसरी

हिमगिरी के शृंग पर खड़ी हुई
समुद्र की तरंग पर अड़ी हुई
स्वदेश में हर जगह गढ़ी हुई
अटल ध्वजा हरी, सफ़ेद, केसरी
अटल ध्वजा हरी, सफ़ेद, केसरी

चलो इसे सलाम आज सब करें
चलो इसे प्रणाम आज सब करें
अब सदा इसे लिए हुए जिएँ
अब सदा इसे लिए हुए मरें
दुश्मनों के हौसलों को चीरती
अटल ध्वजा हरी, सफ़ेद, केसरी

इस ध्वजा में हमारी आन है
इस ध्वजा में ही हमारी शान है
इस ध्वजा के साए में निर्भय जिएँ
इस ध्वजा में ही हमारी जान है
पर्वतों की चोटियों को चीरती
अटल ध्वजा हरी, सफ़ेद, केसरी

हिमगिरी के शृंग पर खड़ी हुई
समुद्र की तरंग पर अड़ी हुई
स्वदेश में हर जगह गढ़ी हुई
अटल ध्वजा हरी, सफ़ेद, केसरी
अटल ध्वजा हरी, सफ़ेद, केसरी।

Beet Jaye Na Yeh Pal

Beet Jaye Na Yeh Pal
Thumm Jaane Do Yeh Pal

Keh Rahi Hain Dil Ki Sadayein
Tum Se Kahin Jaa Milu

Tu Mila Mujhe, Iltazaa Hui
Kyun Teri Mujhe, Tanhayeeyan Mili

Gar Saath Jo Mila, Zindagi Bahaar Hui
Hawa Tumse Jo Mili, Woh Khushboodar Hui
Iss Dil Ki Hai Kasam, Ab Aa Bhi Jaa Sanam
Tum Rehguzar Mere, Mujhpe Kar Do Karam

Bekaraar Se, Tere Khumaar Mein
Jo Pal Kho Gaye, Tere Intezaar Mein
Bekaraar Se, Tere Khumaar Mein
Jo Pal Kho Gaye, Tere Intezaar Mein

Tu Mila Mujhe, Iltazaa Hui
Kyun Teri Mujhe, Tanhayeeyan Mili
Tu Mila Mujhe, Iltazaa Hui
Kyun Teri Mujhe, Tanhayeeyan Mili

बीत जाए ना ये पल

बीत जाए ना ये पल
थम जाने दो ये पल

कह रही हैं दिल की सदाएँ
तुम से कहीं जा मिलूँ

तू मिला मुझे, इल्तिजा हुई
क्यूँ तेरी मुझे, तनहाइयाँ मिलीं

गर साथ जो मिला, ज़िंदगी बहार हुई
हवा तुमसे जो मिली, वो खुशबूदार हुई
इस दिल की है कसम, अब आ भी जा सनम
तुम रहगुज़र मेरे, मुझपे कर दो करम

बेकरार से, तेरे खुमार में
जो पल खो गए, तेरे इंतज़ार में
बेकरार से, तेरे खुमार में
जो पल खो गए, तेरे इंतज़ार में

तू मिला मुझे, इल्तिजा हुई
क्यूँ तेरी मुझे तनहाइयाँ मिलीं
तू मिला मुझे, इल्तिजा हुई
क्यूँ तेरी मुझे तनहाइयाँ मिलीं।

Pyaar Beshumaar Hai

Pyaar Beshumaar Hai
Jee Bhar Ke Kar Lo Tum
Pyaar Beshumaar Hai
Jee Bhar Ke Kar Lo Tum

Jee Bhar Ke Kar Lo Tum,
Jee Bhar Ke Kar Lo

Pyaar Beshumaar Hai
Jee Bhar Ke Kar Lo Tum
Dil Bekaraar Hai
Bahon Mein Bhar Lo Tum

Pyaar Ek Udaan Hai
Jiski Koi Seema Nahin
Pyaar Ek Ehsaas Hai
Iske Bin Jeena Nahin
Hothon Pe Izhaar Kar Do Tum
Jee Bhar Ke Kar Lo Tum
Bahon Mein Bhar Lo Tum

Pyaar Beshumaar Hai
Jee Bhar Ke Kar Lo Tum
Pyaar Beshumaar Hai
Jee Bhar Ke Kar Lo Tum

Pyaar Pe Koi Bass Toh Nahin Hai
Kehta Hai Dil Yeh Deewana
Tere Pyaar Mein Duniya Hai Meri
Gaata Hai Dil Yeh Mastana
Nigahon Se Ab Ikraar Kar Lo Tum
Jee Bhar Ke Ab Pyaar Kar Lo Tum

Pyaar Beshumaar Hai
Jee Bhar Ke Kar Lo Tum
Dil Bekaraar Hai
Bahon Mein Bhar Lo Tum

Pyaar Beshumaar Hai
Jee Bhar Ke Kar Lo Tum

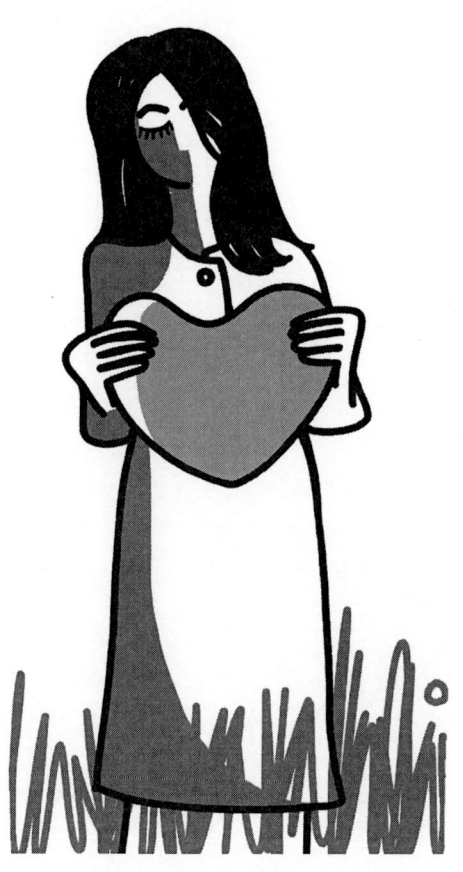

प्यार बेशुमार है

प्यार बेशुमार है
जी भर के कर लो तुम
प्यार बेशुमार है
जी भर के कर लो तुम

जी भर के कर लो तुम,
जी भर के कर लो

प्यार बेशुमार है
जी भर के कर लो तुम
दिल बेकरार है
बाँहों में भर लो तुम

प्यार एक उड़ान है
जिसकी कोई सीमा नहीं
प्यार एक एहसास है
इसके बिन जीना नहीं
होंठों पे इज़हार कर दो तुम
जी भर के कर लो तुम
बाँहों में भर लो तुम

प्यार बेशुमार है
जी भर के कर लो तुम
प्यार बेशुमार है
जी भर के कर लो तुम

प्यार पे कोई बस तो नहीं है
कहता है दिल ये दीवाना
तेरे प्यार में दुनिया है मेरी
गाता है दिल ये मस्ताना
निगाहों से अब इकरार कर लो तुम
जी भर के अब प्यार कर लो तुम

प्यार बेशुमार है
जी भर के कर लो तुम
दिल बेकरार है
बाँहों में भर लो तुम

प्यार बेशुमार है
जी भर के कर लो तुम।

Dougla Insaan

Har Chehre Par Ek Mukhota Hai
Har Zehan Mein Ek Unmaad Hai
Har Shaks Tijarat Karta Hai
Har Dil Mein Ek Sayyaad Hai

Har Zubaan Zehar Ugalti Hai
Har Mann Mein Basa Shaitaan Hai
Har Aankhein Dhokha Deti Hain
Har Seene Mein Ek Umarta Toofan Hai

Mukh Par Dosti Assal Mein Hain Dushman
Besabri Betaabi Ka Kirdaar Hain Yeh
Dougle Hain Bass Hijr-e-Yaar Hain
Yakeenan Do Dhaari Talvaar Hain Yeh

Suna Hai Nikla Tha Koi
Duniya Ke Dard Mitane Ko
Woh Shaks Bhi Khudgarz Nikla
De Gaya Dhokha Saare Zamaane Ko

दोगला इनसान

हर चेहरे पर एक मुखौटा है
हर ज़हन में एक उन्माद है
हर शख़्स तिजारत करता है
हर दिल में एक सय्याद है

हर जुबान ज़हर उगलती है
हर मन में बसा शैतान है
हर आँखें धोखा देती हैं
हर सीने में एक उमड़ता तूफ़ान है

मुख पर दोस्ती असल में हैं दुश्मन
बेसब्री बेताबी का किरदार हैं ये
दोगला है बस हिज्र-ए-यार हैं
यकीनन दुधारी तलवार हैं ये

सुना है निकला था कोई
दुनिया के दर्द मिटाने को
वो शख़्स भी खुदगर्ज निकला
दे गया धोखा सारे ज़माने को।

Marg Darshan

Sabko Khushiyaan Pradaan Karo
Nithalle Na Baitho Kuch Kaam Karo
Sabka Dil Se Sammaan Karo
Tareef Eishwar Ki Subha Shaam Karo
Ram Ko Yu Na Badnaam Karo

Achaeeyon Ka Tum Aawahan Karo
Burai Ko Door Se Hi Salaam Karo
Jo Hain Kaabil Unka Dil Se Maan Karo
Desh Ka Tum Apne Naam Karo
Ram Ko Yu Na Badnaam Karo

Geeta Ke Updeshon Ka Dhyaan Karo
Kathinaiyon Ko Bejhijak Aasaan Karo
Kisi Ka Bhool Kar Bhi Na Apmaan Karo
Kar Sakte Ho Jitna Bhi Daan Karo

Prakriti Ki Sunderta Ka Bakhaan Karo
Satya Ke Marg Ka Nidaan Karo
Alp Aur Dukhiyaron Ko Abhayadan Karo
Aaveg Abhimaan Ko Apne Se Anjaan Karo
Ram Ko Yu Na Badnaam Karo

मार्ग दर्शन

सबको खुशियाँ प्रदान करो
निठल्ले ना बैठो कुछ काम करो
सबका दिल से सम्मान करो
तारीफ़ ईश्वर की सुबह-शाम करो
राम को यूँ ना बदनाम करो

अच्छाइयों का तुम आवाहन करो
बुराई को दूर से ही सलाम करो
जो हैं काबिल उनका दिल से मान करो
देश का तुम अपने नाम करो
राम को यूँ ना बदनाम करो

गीता के उपदेशों का ध्यान करो
कठिनाइयों को बेझिझक आसान करो
किसी का भूल कर भी ना अपमान करो
कर सकते हो जितना भी दान करो

प्रकृति की सुंदरता का बखान करो
सत्य के मार्ग का निदान करो
अल्प और दुखियारों को अभयदान करो
आवेग अभिमान को अपने से अनजान करो
राम को यूँ ना बदनाम करो।

Shukraana

Na Shauhrat Zaroori Hai
Na Daulat Zaroori Hai
Jo Bhi Diya Khuda Ne
Uska Shukraana Zaroori Hai

Na Imaarat Zaroori Hai
Na Beimaani Zaroori Hai
Na Tijarat Zaroori Hai
Na Maikhana Zaroori Hai
Agar Kuch Zaroori Hai Toh
Khuda'e Shukraana Zaroori Hai

Na Rishwatkhori Zaroori Hai
Na Zewar Dikhana Zaroori Hai
Na Rajneeti Zaroori Hai
Na Sisakna Zaroori Hai
Bas Sacche Badshah Ke Saamne
Sar Jhukana Zaroori Hai

Jisne Dia Hai Dil
Jisne Di Hai Jaan
Uska Har Pehar
Kar Lo Tum Gungaan
Uss Khuda Ki Rehmat Ka
Shukraana Zaroori Hai
Shukraana Zaroori Hai

शुक्राना

ना शोहरत ज़रूरी है
ना दौलत ज़रूरी है
जो भी दिया खुदा ने
उसका शुक्राना ज़रूरी है

ना इमारत ज़रूरी है
ना बेईमानी ज़रूरी है
ना तिजारत ज़रूरी है
ना मयखाना ज़रूरी है
अगर कुछ ज़रूरी है तो
खुदा ए शुक्राना ज़रूरी है

ना रिश्वतखोरी ज़रूरी है
ना ज़ेवर दिखाना ज़रूरी है
ना राजनीति ज़रूरी है
ना सिसकना ज़रूरी है
बस सच्चे बादशाह के सामने
सिर झुकाना ज़रूरी है

जिसने दिया है दिल
जिसने दी है जान
उसका हर पहर
कर लो तुम गुणगान
उस खुदा की रहमत का
शुक्राना ज़रूरी है
शुक्राना ज़रूरी है।

Meethe Bol

Bol Aise Boliye Jo Kar De Mushkil Aasaan
Bol Aise Boliye Jo Bhar De Rango Mein Jaan

Bol Aise Boliye Jo Sheet Ka Kar De Kaam
Bol Aise Boliye Jo Mehka De Saare Baagbaan

Bol Kare Woh Kaam Jo Dawa Daaru Na Kar Paav
Meethe Bol Sukh Dein, Kadve De Zehreele Ghaav

Bol Se Hi Utaar Hai, Bol Se Hi Chadaav
Jo Yeh Baat Gaya Samajh, Uske Din Hain Phir Jaath

Bol Se Hi Rishte Bane, Bol Se Jayein Yeh Toot
Bol Ki Yeh Vidambana, Kya Sach Kya Jhooth

Bol Se Hi Izzat Mile Bol Se Hi Jeet
Bol Se Hi Pyaar Mile Bol Se Hi Preet

Bol Aise Boliye Jo Dukhon Ko Kar De Door
Bol Aise Boliye Jo Khushi De Bharpoor

Bol Soch Kar Boliye, Yeh Hain Kheeche Dhyaan
Kadve Toh Sharminda Karein, Meethe Badha Dein Maan

मीठे बोल

बोल ऐसे बोलिए जो कर दे मुश्किल आसान
बोल ऐसे बोलिए जो भर दे रंगों में जान

बोल ऐसे बोलिए जो शीत का कर दे काम
बोल ऐसे बोलिए जो महका दे सारे बागबान

बोल करे वो काम जो दवा दारू ना कर पाव
मीठे बोल सुख दें, कड़वे दे ज़हरीले घाव

बोल से ही उतार है, बोल से ही चढ़ाव
जो ये बात गया समझ, उसके दिन हैं फिर जात

बोल से ही रिश्ते बने, बोल से जाएं ये टूट
बोल की ये विडंबना, क्या सच क्या झूठ

बोल से ही इज़्ज़त मिले बोल से ही जीत
बोल से ही प्यार मिले बोल से ही प्रीत

बोल ऐसे बोलिए जो दुखों को कर दे दूर
बोल ऐसे बोलिए जो खुशी दे भरपूर
बोल सोच कर बोलिए, ये हैं खींचे ध्यान
कड़वे तो शर्मिंदा करें मीठे बढ़ा दें मान।

Boond

Boond Giri Ek Baadal Se
Pal Pal Girti Hi Jaye
Kis Kaya Mein Dhal Jayegi
Yeh Chinta Usse Sataye

Giregi Dhool Par Jaa Kar
Ya Bhasm Hogi Angaare Par
Kismat Ki Vidambna Ka
Lagta Raha Usko Yeh Darr

Prarthna Nirantar Karti Rahi
Ki Main Gir Jau Gaagar Mein
Gaagar Na Ho Naseeb Mein
Toh Mil Jau Main Saagar Mein

Naa Giru Main Keechad Mein
Naa Giru Main Ret Mein
Hey Eishwar Mujhe Gira Do
Kisi Kisaan Ke Khet Mein

Phool Milenge Ya Kaatein
Yeh Baat Samajh Na Paaye
Giru Jahan Sabab Mile
Kuch Aisa Karo Upaay

Bhaagye Mein Hasna Likha Tha
Phir Kyun Kar Woh Roti
Seedhi Giri Ek Seep Mein
Aur Boond Bann Gayi Moti

बूँद

बूँद गिरी एक बादल से
पल पल गिरती ही जाए
किस काया में ढल जाएगी
यह चिंता उसे सताए

गिरेगी धूल पर जा कर
या भस्म होगी अंगारे पर
किस्मत की विडंबना का
लगता रहा उसको यह डर

प्रार्थना निरंतर करती रही
कि मैं गिर जाऊँ गागर में
गागर ना हो नसीब में
तो मिल जाऊँ मैं सागर में

ना गिरूँ मैं कीचड़ में
ना गिरूँ मैं रेत में
हे ईश्वर! मुझे गिरा दो
किसी किसान के खेत में

फूल मिलेंगे या काँटे
यह बात समझ ना पाए
गिरूँ जहाँ सबब मिले
कुछ ऐसा करो उपाय

भाग्य में हँसना लिखा था
फिर क्यूँ कर वो रोती
सीधी गिरी एक सीप में
और बूँद बन गई मोती।

Mera Bharat Mahaan

Jahaan Bhi Nazrein Phero Tum
Wahan Bass Ek Shaitaan Hai
Har Shaks Dhokha Deta Hai
Har Shaks Beimaan Hai
Phir Bhi Kehte Ho Tum
Mera Bharat Mahaan Hai

Kahin Jism Bikta Hai
Toh Kahin Bikta Imaan Hai
Kahin Jaam Chalakte Hain
Kahin Bhookh Se Tadapta Insaan Hai
Phir Bhi Kehte Ho Tum
Mera Bharat Mahaan Hai

Kahin Ujadi Fassal Ki Wajah Se
Khudkushi Karta Insaan Hai
Kahin Tijarat, Tanashahi Aur Khudgarzi Hai
Phir Bhi Kehte Ho Tum
Mera Bharat Mahaan Hai

Pradushan Mein Dooba Poora Shehar
Kahin Jal Sankat Mein Ghirra Insaan Hai
Kahin Bijli Gull Aur Meter Hai Chalu
Sab Jagah Bass Paisa Hi Bhagwaan Hai

Yakeenan Aise Insaan Ko Banakar
Bramah Bhi Pareshaan Hai

Phir Bhi Kehte Ho Tum
Mera Bharat Mahaan Hai

Yeh Sab Thugs Of Hindustan Hain
Yeh Sab Thugs Of Hindustan Hain

मेरा भारत महान

जहाँ भी नज़रें फेरों तुम
वहाँ बस एक शैतान है
हर शख़्स धोखा देता है
हर शख़्स बेईमान है
फिर भी कहते हो तुम
मेरा भारत महान है

कहीं जिस्म बिकता है
तो कहीं बिकता ईमान है
कहीं जाम छलकते हैं
कहीं भूख से तड़पता इंसान है
फिर भी कहते हो तुम
मेरा भारत महान है

कहीं उजड़ी फसल की वजह से
खुदकुशी करता इंसान है
कहीं तिजारत, तानाशाही और खुदग़रज़ी है
फिर भी कहते हो तुम
मेरा भारत महान है

प्रदूषण में डूबा पूरा शहर
कहीं जल संकट में घिरा इंसान है
कहीं बिजली गुल और मीटर है चालू
सब जगह बस पैसा ही भगवान है

यकीनन ऐसे इंसान को बनाकर
ब्रह्मा भी परेशान है

फिर भी कहते हो तुम
मेरा भारत महान है

ये सब ठग्स ऑफ हिंदुस्तान हैं
ये सब ठग्स ऑफ हिंदुस्तान हैं।

Rajneeti

Rajneeti Mein Jakardi
Vasundhara Yeh Apni
Unn Kutil Netaaon Se Lutti
Jinko Glaani Nahin Hai

Behati Yahan Hai Ganga
Par Paani Nahin Hai
Jeewan Se Bhari Hai
Par Zindagani Nahin Hai

Buddhimaan Tejasvi Hai Par
Gyaani Nahin Hai
Abhushan Se Hai Laddi Hui
Par Raani Nahin Hai

Saraswati Si Surili Hai Par
Isme Vaani Nahin Hai
Atti Sundar Hain Iske Nazaare
Par Ruhaani Nahin Hai

Aankhon Se Karrahti Hai Par
Zubaani Nahin Hai
Lambi Dastaan Hai Iski Par
Acchi Kahaani Nahin Hai

Rajneeti Mein Doobi Hui
Unnati Ki Rawaani Nahin Hai
Netaaon Ne Aise Hai Loota

राजनीति

राजनीति में जकड़ी
वसुंधरा यह अपनी
उन कुटिल नेताओं से लुटी
जिनको ग्लानि नहीं है

बहती यहाँ है गंगा
पर पानी नहीं है
जीवन से भरी है
पर जिंदगानी नहीं है

बुद्धिमान तेजस्वी है पर
ज्ञानी नहीं है
आभूषण से है लदी हुई
पर रानी नहीं है

सरस्वती सी सुरीली है पर
इसमें वाणी नहीं है
अति सुंदर है इसके नज़ारे
पर रूहानी नहीं है

आँखों से कराहती है पर
जुबानी नहीं है
लंबी दास्तान है इसकी पर
अच्छी कहानी नहीं है

राजनीति में डूबी हुई
उन्नति की रवानी नहीं है
नेताओं ने ऐसे है लूटा।

Stree

Sanyog Viyog Nar Naari Ka
Yahi Hai Jeevan Ka Saar
Aatma Anant Sarveshaver Hai
Amar Ajar Nirvikaar

Chhavi Anupam Hai Jiski
Eishwar Mein Vilupt Hai Dhyaan
Pooja Mein Rehti Vileen Woh
Karti Sabka Sammaan

Vidhya Gyaan Ki Karti Vridhi
Avidhya Ka Karti Bahishkar
Satya Maarg Par Chalne Ko Aatur
Sab Karye Kare Dharmanusaar

Preetipurvak Sabse Milti
Karti Pyaar Apaar
Sab Rishton Ko Bakhoobi Nibhati
Sarv Vyaapi Sarvdhaar

Putr Putri Se Kare Agaadh Prem
Pati Parmeshvar Ka Roop
Eishwar Mein Athah Aastha
Sab Jann Ek Svaroop

Karein Sadev Prabhu Ka Dhyaan
Maange Ek Hi Vardaan
Sukhi Sampann Sab Rahein
Aur Sabka Ho Kalyaan

स्त्री

संयोग वियोग नर नारी का
यही है जीवन का सार
आत्मा अनंत सर्वेश्वर है
अमर अजर निर्विकार

छवि अनुपम है जिसकी
ईश्वर में विलुप्त है ध्यान
पूजा में रहती विलीन वो
करती सबका सम्मान

विद्या ज्ञान की करती वृद्धि
अविद्या का करती बहिष्कार
सत्य मार्ग पर चलने को आतुर
सब कार्य करें धर्मानुसार

प्रीतिपूर्वक सबसे मिलती
करती प्यार अपार
सब रिश्तों को बखूबी निभाती
सर्व व्यापी सर्वाधार

पुत्र पुत्री से करें अगाध प्रेम
पति परमेश्वर का रूप
ईश्वर में अथाह आस्था
सब जन एक स्वरूप

करें सदैव प्रभु का ध्यान
माँगे एक ही वरदान
सुखी संपन्न सब रहें
और सबका हो कल्याण।

Zaroori Nahin

Zaroori Nahin Keechad Phekne Wale Par
Keechad Hi Uchali Jaye
Zaroori Nahin Nafrat Karne Wale Se
Dushmani Hi Nikali Jaye

Zaroori Nahin Ki Talvaar Ka Jawaab
Talvaar Se Hi Diya Jaye
Zaroori Nahin Ki Phooti Aankh Ka Hisaab
Aankh Phod Kar Hi Liya Jaye

Zaroori Nahin Ke Kaayar Ke Hridya Mein
Rass Veerta Ka Hum Bharein
Zaroori Nahin Ke Jo Bura Ho
Usko Apmaanit Hum Karein

Zaroori Hai Ki Hum Gaayein
Pyaar Ka Ek Nagma
Zaroori Hai Ki Hum Pehne Agaadh
Prem Ka Ek Chashma

Kyuki Prem Ki Dhara Behti Hai Jis Dil Mein
Ussi Ka Hota Hai Naam Har Bhari Mehfil Mein

ज़रूरी नहीं

ज़रूरी नहीं कीचड़ फेंकने वाले पर
कीचड़ ही उछाली जाए
ज़रूरी नहीं नफरत करने वाले से
दुश्मनी ही निकाली जाए

ज़रूरी नहीं कि तलवार का जवाब
तलवार से ही दिया जाए
ज़रूरी नहीं कि फूटी आँख का हिसाब
आँख फोड़ कर ही लिया जाए

ज़रूरी नहीं के कायर के हृदय में
रस वीरता का हम भरें
ज़रूरी नहीं के जो बुरा हो
उसको अपमानित हम करें

ज़रूरी है कि हम गाएँ
प्यार का एक नग़मा
ज़रूरी है कि हम पहनें अगाध
प्रेम का एक चश्मा

क्यूँकि प्रेम की धारा बहती है जिस दिल में
उसी का होता है नाम हर भरी महफ़िल में।

Nakaam Zindagi

Haath Ki Lakeerein To Behadd Khaas Thi
Kabhi Aap Jaisi Shaksiyat Mere Paas Thi

Par Chhah Kar Bhi Naa Ho Saka
Nargassi Aankhon Ka Ek Eshaas Raha
Tera Chehra Tha Mera Aaina
Teri Niyamaton Ka Main Daas Raha

Tere Binn Hi Guzaar Di Yeh Zindagi
Khuda Ki Bass Razaa Samajh Kar
Aahein Yun Hi Bahrta Raha
Apne Gunahon Ki Sazaa Samajh Kar

Fursat Mille Toh Padh Lena Mujhe
Main Ek Bejaan Adhoora Sa Khwaab Hoon
Tamaam Umrr Thakaah Hua
Nakaam Zindagi Ki Ek Kitaab Hoon

नाकाम ज़िंदगी

हाथ की लकीरें तो बेहद ख़ास थीं
कभी आप जैसी शख़्सियत मेरे पास थी

पर चाह कर भी ना हो सका
नरगिसी आँखों का एक एहसास रहा
तेरा चेहरा था मेरा आईना
तेरी नियामतों का मैं दास रहा

तेरे बिन ही गुज़ार दी यह ज़िंदगी
खुदा की बस रज़ा समझ कर
आहें यूँ ही भरता रहा
अपने गुनाहों की सज़ा समझ कर

फुरसत मिले तो पढ़ लेना मुझे
मैं एक बेजान अधूरा सा ख़्वाब हूँ
तमाम उम्र थका हुआ
नाकाम ज़िंदगी की एक किताब हूँ।

Acknowledgements

I am grateful to my wife Punam Kapoor for supporting me to pen down these poems. She has always inspired me. My twin brother, Sudhir Kapoor has gone out of way to give me valuable suggestions in compiling these poems and songs. I am thankful to Rupa Publications Pvt. Ltd. especially, Mr Kapish Mehra for encouraging me in this endeavour. I would like to express my gratitude towards Aman, Mahima, Paarth, Aanchal, Ishaan and Sagarika for their generous support and suggestions. I sincerely thank Ms Surabhi Joneja for helping me with the editing and proofreading of this book.

    I also thank my relatives and friends for their affection and encouragement.

Sunil Kapoor